U0054237

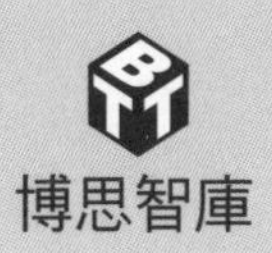
博思智庫

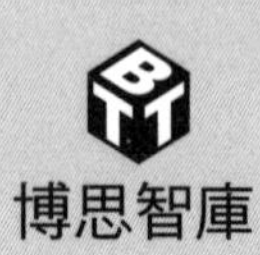
博思智庫

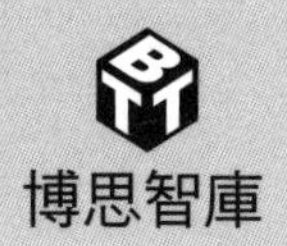

博思智庫

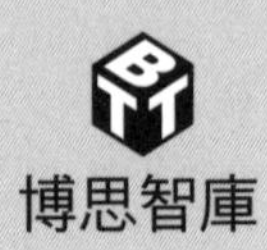

博思智庫

傾聽情緒

罹癌長輩與家屬的心理照顧

總策劃／財團法人亞太心理腫瘤學交流基金會
作　者／方俊凱、蔡惠芳

從罹癌開始，陪長輩經歷：
善知、善戰、善生、善存、善別，走向善終。
提高生命質量與意義，讓過程成爲見證，使陪伴成爲安慰。

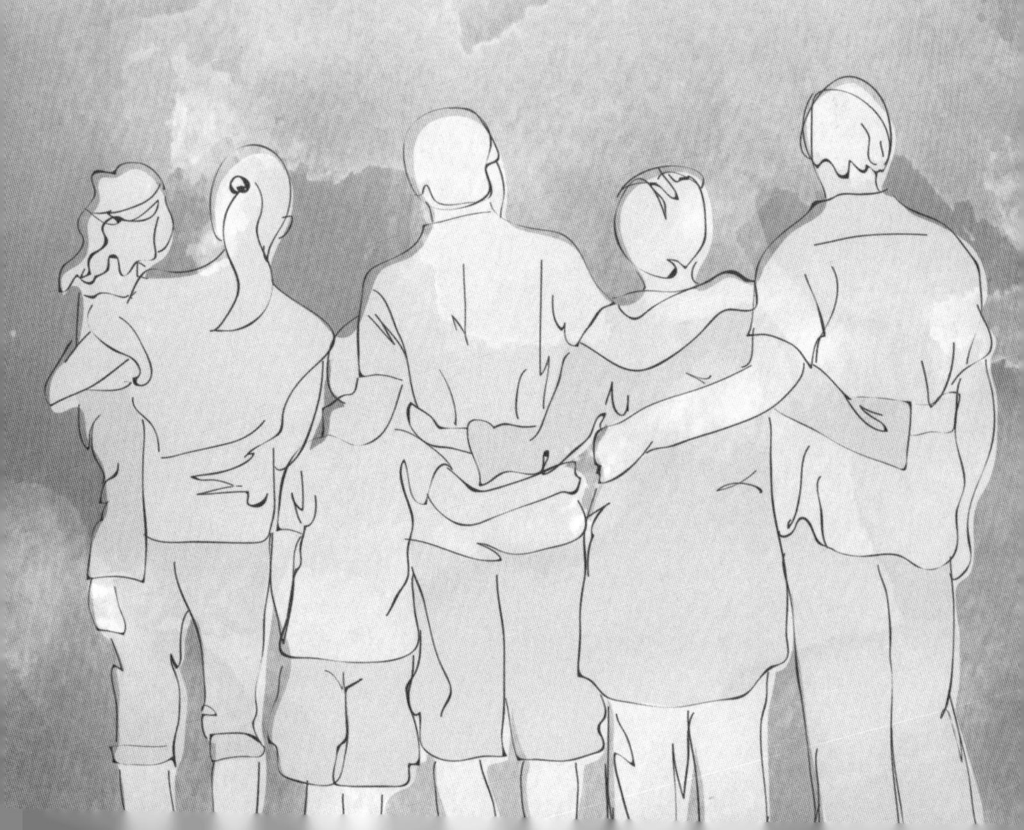

Contents 目錄

PART 3

善生 癌症復發情緒應對的第三扇門

Contents 目錄

PART 4

善存 照顧者和被照顧者情緒舒緩的第四扇門

PART 5

善別 末期癌症治療轉向的情緒照護第五扇門

PART 6

善終 末期臨終情緒關懷的第六扇門

推薦序一

讓愛傳承，讓溫暖得以永續

我的父親，在我八歲那一年罹癌，那時我很小，不能了解為什麼我媽媽必須長時間跟我爸爸北上（因為爸爸在台北治療，我們住台中）。就這樣，雖然幾乎被醫師判定沒救了，我的母親與外婆家人，從治療到復健，細心陪伴與照顧父親，而父親也非常辛苦但努力地戰勝癌症，直到七十二歲才過世。而我，可能也因為從小看到家人互相照顧鼓勵的情境，走向了老人學與家庭照顧的工作。

當我聽到方俊凱醫師與蔡惠芳心理師／社工師要出版這本《傾聽情緒：罹癌長輩與家屬的心理照顧》的書，我欣喜若狂，覺得台灣需要有本真正能幫助罹癌長者家庭面對辛苦過程的書籍。當我開始詳讀此書時，卻多次唸到一半，不得不放下反思自己在照顧病人或輔導家屬的過程裡，是否好好用到此書所教導的細心體貼、同理與技巧。這本書給了實務或學術上的工作者，有著非常重要的輔助與依循。

年長者在他們的生命歷程中，可能必須面臨許多生活中的改變所產生的失落與適應（如退休、社會地位改變、身體老化、家庭關係變動、休閒與娛樂的限縮等等）。若是罹癌，這個衝擊到底對長者與其家人影響有多大？這本書細膩地提醒和實例，敘述家人與長者需要注意的細節，如病情的告知、就醫的選擇與決策、家人的溝通與失落的適應。

雖然像是一本工具書，但兩位作者把情境敘述到如此溫暖，如此親密。更重要的，是這本書讓民眾認識到，每個家庭未來可能都必須面對家人老化、經歷生命末期的道別。

如我常對家屬說的，生命歷程的變化，早一些認識，就早一些準備，也更可以早一點給自己與家人機會。當生命如此無常，或是需要面對現實時，這本書所帶來給大家的重要指引，能夠讓「愛」得以傳承，得以永續。

傾聽情緒之後，撫慰家人、賦予心安。這本書做到了。謝謝兩位作者。

中華民國家庭照顧者關懷總會 理事長
中山醫學大學 醫學社會暨社會工作學系 助理教授
郭慈安

推薦序二

迎向善終的智慧

羅癌過程，對長者而言從診斷確立開始，不論控制能否，必須當作人生轉折之契機。首先要有勇氣面對，接受病情、治療，疾病復發的挑戰，直到疾病不可治癒，進入末期的階段選擇安寧的過程，從不斷地在希望、失望的煎熬中體會出人生的意義和價值，最後克服死亡的恐懼，踏上解脫之路。

內在力量的發揮是建立在症狀控制、接受死亡、家人社會支持以及靈性的提升所產生的結果。不捨是最常見的靈性關懷課題，在四道人生之後，如果能讓病人感應到靈性存在而追求心靈平安的歸處，無形中也會消弭家屬的預期性悲傷反應。

許多人不服老、不識死亡，一旦失能或臨終如同溺水或跌入深淵般的恐懼。如果能讓長者平時受到尊嚴對待，在人生、家庭、社會等方面的貢獻，受到肯定，無後顧之憂。有充分時間準備人生下半段，享受落日餘暉般的溫馨是人生最圓滿的結束，也是發揮中華文化迎向善終的智慧。

如何作死亡的準備，就是面對人生各種挫折，在體力不足的情況下必須善用資源，並且選擇可以完成的目標是必要的，因此如何發揮老人的生命智慧，選擇善終目標，不僅對長者本身、家人以及團隊成員都是一樣的重要。

方俊凱醫師是台灣安寧緩和醫療界的先鋒，也是台灣心理腫瘤專業的開創者。本書由方醫師與蔡惠芳社工師合著，內容以老年個案和其家屬為對象，依臨床罹癌過程之身心社會情境撰寫，真情流露、感同身受，合乎讀者的需求，值得推薦。

台大醫學院家庭醫學科名譽教授
台灣安寧緩和醫學會常務理事
陳慶餘

推薦序三

以愛之名，達到全人、全家、全程、全隊的照護目標

隨著醫療科技的進步，各樣的疾病都有相對公認的治療指引及準則。但是，生病不僅是身體上的困擾，也不是只有病人自己的事。尤其當這個病是癌症，更是一枚震撼彈，打擊著病人與家中每一位成員，也震盪著所有人的身體、心理社會和靈性的健康。

在罹病過程中，以愛之名的隱瞞與決策，有時可能比疾病更令人受苦與難熬、甚至造成傷害。本書內容即是著重於癌症病人及家屬的心理層面，儘管每個專題的篇幅有限，但探討頗為深入且全面，藉由病人得知診斷、做醫療決策、接受治療、治療後追蹤、病情復發、面對生命終點，在不同階段可能產生的情緒問題與家庭張力，提供了專業說明與相對的支持建議，讓身為家屬或照顧者明白應該如何因應，以同時照顧好病人也降低自身的情緒困擾。並且連結可利用的醫療團隊支持、居家照護、安寧共照及安寧緩和醫療等資源，達到所謂最理想的全人、全家、全程、全隊的照護目標。

書中的「情緒案例」部分，更是作者數十年來臨床經驗之精粹，非實務工作者難窺其奧秘。符合本土文化與情境的描繪，讓讀者一旦進入案例情境中，必能深刻體會且相互共鳴，進而獲得啟發。

透過此書的幫助，或許生病罹癌，不代表結束，反而是生命過程的另一個開端。讓家人間的愛，不再是藏匿或隱瞞，而是透過觀察、傾聽、與共享，在病程中開啟一個更心安、永恆且牢不可破的關係。

馬偕紀念醫院放射腫瘤科、安寧教育示範中心資深主治醫師
馬偕醫學院教授
亞太安寧緩和醫學會（APHN）理事、前理事長

賴允亮

推薦序四

讓死去的人安心離開，活下的人走出傷懷

隨著醫療科技的進步，雖然癌症已不一定是絕症，但人們還是談癌色變，擔心疾病治療過程中的痛苦，尤其是面對死亡的恐懼，很多的心事與情緒一直深埋心中，無法獲得紓解。所以癌症病人的治療，絕對不只是給予抗癌藥物，也需要醫療人員提供患者及家屬心理照顧，傾聽其情緒，以坦然平靜的心面對身心的痛苦，而得以善終。

「二〇一三年之後，台灣在國健署的要求，和台灣心理腫瘤醫學學會、亞太心理腫瘤學交流基金會的推動之下，現今大型醫院除了要有專做癌症關懷的心理師，同時要設計一套機制，發現並協助在治療過程中有情緒困擾的人。」在此，真的要敬佩創立「台灣心理腫瘤醫學學會」及「亞太心理腫瘤學交流基金會」的方俊凱醫師／主任／理事長／董事長的長期投注心理腫瘤學；《經濟學人》雜誌智庫「經濟學人情報社」二〇一五年「死亡質量指數」（Quality of Death Index）報告，台灣得到第六名，方主任絕對是厥功甚偉。

本書《傾聽情緒：罹癌長輩與家屬的心理照顧》是方主任與蔡惠芳社工師／諮商心理師長期陪伴罹癌長輩的經驗分享，充滿人性的關懷，並參考我國之鄉土民情，非常實用。

本書主要內容是以六扇門的六種方法來面對，包括：善知（打開罹癌情緒處理）、善戰（癌症治療中情緒紓解）、善生（癌症復發情緒應對）、善存（照顧者和被照顧者情緒舒緩）、善別（安寧照護規劃安排）與善終（末期臨終情緒關懷）。家屬常用隱瞞的方式，

不讓病人知道自己罹患癌症，而使得彼此保持緊張的關係，不只病人無法得到適時適當的治療，也無法交代或分享自己的遺憾，而痛苦的離去，留給家人更多的愧疚。

本書強調在一開始的時候就需要開啟「醫病共享決策」（Shared Decision Making; SDM），也就是由醫生、病人和家屬三方就病情和治療核心做出全盤討論。甚至在未來由癌症治療原團隊發動的「緩和醫療家庭會議」等，以選擇好好地走，就是一種善待自己的方式，預立安寧緩和醫療意願書，預立的也是病人和家屬好好放手的心情。

本書也提到「即使到了最後，臨終病人仍可能擁有所謂的生活品質，除了馬斯洛需求理論最基本的生理需求之外，還可以達到更高層次，去跟人們產生互動，甚至是實現更高的自我價值，在互相的對話中找到彼此的尊重、支持與肯定。」如果能如此做，相信更多人會平靜的面對癌症及死亡的到來。

「慎終追遠，民德歸厚矣！」書中許多的案例，諸如外省伯伯喜歡聽台語歌，並以一曲老歌「問白雲」想念中國大陸的未婚妻等，大江大海，縱使過去南北二路走透透，在臨終時，仍需要「讓死去的人安心離開，活下的人走出傷懷，留下祝福，愛就能繼續前進。」

誠摯地感佩兩位作者真心的付出，這種醫者情懷，就如行聖人或菩薩道，讓更多罹癌痛苦的患者及家屬得以離苦得樂，令人敬佩。

台灣精神醫學會理事長
台灣失智症協會理事長
賴德仁

作者序

透過關心情緒，讓一切順利平安

很多人都認為我們應該以理智來過生活，然而絕大部分的狀況下，我們都是被情緒左右人生的關鍵時刻。面對家人罹患重病時亦是如此，尤其是年邁的長輩被診斷癌症之後，一家人的情緒就整個被牽動。

目前已經有許多書籍在介紹罹癌後的種種議題，像是如何養生、如何就醫，但是如何面對情緒的調整，則是相對不足。

在安寧緩和醫療與病人自主權利都已經立法落實的台灣，理性的邏輯思考之外，進一步注重情緒的平靜安穩，更是病人與家屬更需要追求的生活品質。

中年或初老的兒女，在協助更年邁的父母面對癌症的一切變化，很多都是第一次的經驗，難免偶爾不知所措，本書就是希望提供這樣的經驗分享，在情緒的面向能得著幫助。

亞太心理腫瘤學交流基金會自二〇一三年十月成立以來，針對民眾如何面對癌症，一直提供心理情緒層面的教育推廣。二〇一六年底，我們決定要出一本這樣的書，在博思智庫的協助下，基金會林芝存執行長與康睿宇秘書的行政處理，歷經一年的努力之後，我與蔡惠芳社工師／諮商心理師終於可以完成這本書，希望本書真的能發揮其功效。

逃避情緒，情緒更糟；傾聽情緒，情緒安穩。生病雖是不得已，但透過關心情緒，一切都能順利平安。

方俊凱 醫師

作者序

為病人與家屬，提供情緒支持與陪伴

人生四季是生、老、病、死的生命課題，不只考驗著個人，也考驗著每一個家庭。家庭承載著個人的情感，也連結著個人的生活。長輩罹癌對一個家庭而言，也意謂著是一個家庭的危機，影響所及不只是家庭成員生活節奏的變動，更影響到整個家庭的氛圍。

台灣的醫療對於癌症治療早已具備世界級的能力，我們在抗癌的歷程中，可以和醫師討論各種合適的治療方式。然而，除了關注病人的病情及治療外，我們更想透過這本書去關心家庭，看見家庭在面對長輩罹癌的照顧過程裡，那份心中的慌亂及情緒的不定，我們試著用更貼近生活的語言，提供一個參考的方向，以及在陪病過程中每一個階段的思考。

一般人面對家庭出現了危機，為了這個「家」，會有一種「衝啊！」的心情，想著要如何勇敢的衝過眼前的困境。只是，很多的家庭在經歷過一切之後，回頭時卻開始想著，如果當時能知道陪伴癌病的歷程與階段，如果當時能在特別的情況發生時停下來，聽一下病人的心聲；如果當時能用另一種視角，考量一下不同的抉擇；也如果……，那麼，除了面對癌症的危機外，是否更可以體會人生的四季所勾勒出的智慧與意義？伴隨著我們生命成長的，也同樣的滋養著我們的「家」。

我們希望經由這本書，提供一個在癌症治療過程中，可能會遇見的歷程樣貌，讓病人與家屬隨著書中的分享，找到一份支持與陪伴。同時，我們更想提醒的是，除了治療之外，同樣應該被重視的議題，也就是病人與家屬的情緒照顧。在來來回回的病情起伏與醫療抉擇的糾結中，有一份心情，連結著對家人的愛與疼惜，它應該被看見，也被照顧。

社工師／諮商心理師
蔡惠芳

打開罹癌情緒處理的第一扇門

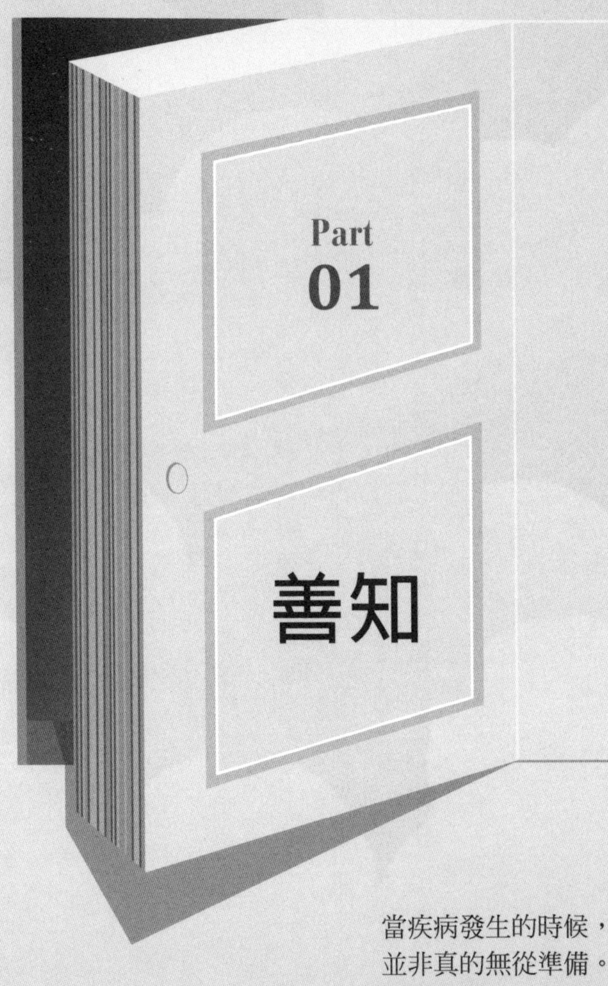

當疾病發生的時候，
並非真的無從準備。
打開「善知」的大門，
生命永遠會有一線生機。

當家中長輩罹患癌症……

「我要告訴你，檢驗報告結果證實是癌症……」

一位朋友曾這麼說，等待醫師宣判的那個時間，一顆忐忑不安的心，好像掛在懸崖邊，醫生的話還沒聽清楚，已經令他雙腿一軟，彷彿隨時重心不穩，就會跌入深淵一樣。

不管是誰，一旦被宣判罹患癌症的時候，聽起來也許是一個令人沮喪的壞消息，卻也是一個重新檢視生活的時機。

過去可能已經有一些徵兆，只是被忽略了，生病只是剛好提醒了我們，應該好好正視這個問題。然而，當今天故事中的角色，換成家中長輩時，身為子女的會有些什麼樣的反應？是恐懼、難過、無力，還是理所當然的接受它？

當醫師宣判家中長輩罹患癌症，大抵上可以分為兩種情境假設，一種是老人家第一時間知道自己的病況，一種是孩子們知道答案，陷入是否告訴長輩的兩難。

就目前醫療現場來看，通常老人家都是由家屬陪同而來，有一些家庭，長輩可能同時也知道自己的狀況，有一些則是事後才知道，因此在情緒的反應上就不太一樣。

在這裡，我們先依年齡別，將老人家分為初老期、中老期、老老期來談這些情緒上的差異。

◈第一時間知道病情的老人家

第一時間得知自身病情的老人家，以六、七十歲左右的初老期來說，情緒波動相對來講比較大，內心隱隱的不安，使得他們會伴隨著焦慮、擔心，並煩惱著接下來還可以做些什麼事、要告訴什麼人。

醫療進步的現代社會，對於疾病的治療和過去十年有著極大的差別，因此需要做同步整體性的調整，「得了癌症之後，接下來很快就會離開人世」已經是過時的想法。事實上癌症存活期已經相對提高許多，加上健檢、癌症篩檢的便利與廣泛，使得許多人在初期階段就被篩出，早期發現，就能早期治療，癒後效果也就更好。

更年長一些的中老到老老期，也就是八十至九十幾歲的老人家，臨床上察覺到他們的想法竟是——這天終於到了。

「那不要治療了，這樣就好！」他們似乎在等待生命走向終點的原因，所以當下被宣告的時候，鎮靜許多，彷彿已有心理準備，表情呈現出好像答案終於揭曉的感覺，而鬆了一口氣，並馬上決定不打算進一步治療。

因此，對於老老期的長輩，是否要治療這件事，也許是生命歷程的累積，或是認知功能也在慢慢地退化，使得他們較為樂天知命，對於生死也就不那麼在意，反觀他們五、六十歲的中年兒女們，倒是無法接受父母生病，甚至撒手離去的事實。

所以，我們往往看到的實情是，老人家並不特別擔心，反倒是青壯年的子女們因為壓抑和難過無法得到紓展，而陷入深深的愁苦中。

”

情緒便利貼一

身為子女，面對年邁的父母被診斷罹患癌症，至少要由三方面來穩定自己的情緒：

第一、嘗試先讓自己冷靜地評估整個狀況：剛知道診斷，情緒總是複雜而紛擾，這時候是最不適合做決定的時候，所以要先用自己習慣的方式先冷靜下來，等到確定自己夠冷靜，不會心情起伏不定，再開始客觀地角度評估病人、自己、與全家的整體狀況，這樣會有助於穩定自己的軍心。

第二、開始尋求各種可以信賴的資訊：癌症相關的資訊非常多，但不一定都是可以信賴的，因此，透過書籍、報章雜誌、廣播、電視、網頁、網路群組，甚至是親朋好友的口耳相傳得來的資訊，都需要重新檢視其可信度。用有邏輯的態度來檢視蒐集到的資訊，也是一種讓情緒穩定的方式。

“

第三、與可以信賴的親朋好友分享心情：自己獨自面對困難的處境，宛如一顆床墊的獨立筒承受壓力，根本行不通；團結力量大，找到幾位可以信賴的好友分享心情(重點是分享心情，而非求助或是尋求治療資訊)，就可以組成一張可以承受壓力的床墊，讓自己可以穩穩地釋放壓力。

◈ 事後才知道自身病情的老人家

第一時間知道病情的族群，跟第二時間才知道病情的族群，兩者其實不太一樣。

第一時間知道病情的人，通常都是自主性比較強，自理能力比較高；第二時間才知道的族群，通常有幾個狀況，一種是相對長輩而言，他們兒女的社經地位比較好，會想幫長輩做決定；另一種則是面對醫療雙方都處於無助的狀況。

如果是兒女想代替長輩做決定的類型，通常在掙扎過一段時間之後，還是會想要讓病人知道病情。假使病人後來才被告知，這種「真相大白」的感覺，比起第一時間就從醫師口中知道的人，情緒上會經歷一段對自身狀況的猜疑與不安。因為老人家自己生病，他其實有所察覺身體的不對勁，但是晚輩卻不講明，於是產生情緒上的糾結，要問也不是，不問也不是，所以這種狀況反而造成家庭之間的疏離感，若是太過親密的話，很怕一不小心就說出口，但是幾番掙扎之下，最後家屬還是會選擇告知病人。

然而，對於面對醫療，病人和家屬都處於無助的家庭，家屬除了不敢講之外，還有一個原因在於不知道該怎麼講、怎麼表達，如果又和醫護人員缺乏良好的溝通，或是醫護人員沒有察覺到這種家庭情況，往後就比較容易產生醫療爭議。

兩難的抉擇，兒女該不該對父母說病情？

為什麼我們對「誠實告知病情」這件事感到害怕？
是怕老人家無法接受，還是自己不敢面對？
然而仔細思考，越是不說，反而造成恐懼無限擴展。

當家中長輩罹癌，身為子女最早面臨難題就是——說還是不說、選擇治療還是不治療，陷入兩難的抉擇。

由於雙方都在乎彼此的感受，老人家不敢問，做兒女的也不敢講，最後變成什麼事情都沒有得到解決，反而造成後續的困擾。

◈隱瞞病情，反造成治療的困難

長期處在被隱瞞的狀態下，對病人而言容易產生更多情緒上的問題。

這類病人除了不夠瞭解自己的病情，還有被欺瞞的感覺，加上不知道該如何表達情緒，因此無法得到紓解，甚至出現一些傷害自己的舉動，可能包括消極地拒絕治療和主動地自殘行為，導致不必要的遺憾。

如果病人不知道自己的病情，治療雖然會持續進行，但是通常會增加照顧上的負荷，因為不知道要用什麼理由對病人說：「你要常常來住院」或是「你得要住院」，尤其不同的疾病，治療模式和流程都不太一樣，儘管有些醫院可以讓病人在病房住上幾週或幾個月，但是要用什麼理由，說服病人得住那麼久？

另一種狀況是病房難以安排，病人每次需要打化療或治療的時候，才能夠住院，但最多三天就必須讓病人出院。在這種狀況之下，當家屬和醫師對病患說：「你三天後就要住院！」就算病人自己內心有底，知道大概是要做化療，可是在被隱瞞的情況下，他也不能明講，於是難免發脾氣或鬧情緒。所以，隱瞞的結果，導致治療的不順暢，甚至發生中斷的情形，對於整個醫療品質來講，反而對雙方都不太好。

◈面對疾病，病人和家屬的心理層次

學習感受你內心的寧靜，並了解到人生中的每件事都有其目的。——美國精神科醫師伊麗莎白・庫伯勒・羅斯（Elisabeth Kübler-Ross）

Kübler-Ross曾在《論死亡與臨終》一書，提出病人面對死亡時，內心所經歷的五個反應——否認、憤怒、討價還價、沮喪、接受。

癌症發生的當下，可能會感到震驚，也有憤怒或討價還價，陷入掙扎的心情，當然也有沮喪和憂鬱，最後才能面對，所以是多種情緒交雜的。

然而，老人家的心理層次，可能和一般中壯年人不太一樣。

當老人家面對重大疾病宣告的時候，他的情緒反應並不像年輕人那麼強烈，一聽到可能就哭了，也許是認知能力退化之外，也和走過風風雨雨的生命經驗有關。就家屬反應來看，其實和病人的差異不大，但因為家庭的互動支持，而呈現情緒反應的互補。譬如說當長輩聽到病情宣告的時候，如果他湧起強烈的沮喪，對於家屬來講，對應病人的沮喪，他們就不能陷入沮喪的心情，反而要提起精神，鼓勵病人：「其實你可以怎麼樣，或是怎麼做……」

若是發生病人在討價還價：「我可以這樣子嗎？我還可以那樣子嗎？」家屬不免因為壓力感到一陣憤怒，而出現像：「我們都急得像熱鍋上的螞蟻了，你怎麼還不乖乖配合治療……」之類的對話，這就是情緒上的相互對應。有情緒壓力並不是不好，它反而幫助家庭必須去面對問題，進而思索解決方案。

◈認識癌症，做好抗戰準備

一位老人家罹患癌症，表示希望獨自搬回老家，不願意繼續和子女同住。進一步了解老人家知道自己生病了，但不清楚「癌症」是什麼，擔心疾病會傳染給子女，因此做出搬家的選擇。

二十一世紀是資訊爆炸的時代，訊息的取得越來越便利，但仍有許多病人與家屬對於「癌症是什麼？」並不是完全地了解，包含癌症本身的發展或是治療過程，以及治療過程中可能引發的疾病反應等，尚有不明確的地方，甚至部分民眾存有個人對疾病的錯誤認知，容易造成溝通上的阻礙，也會對治療造成很大的影響。

在罹病後、與醫師進行討論之前，病人與家屬的首要課題是蒐集疾病資料，豐富衛教資訊，面對疾病時才能臨危不亂，作足抗戰準備。病人與家屬可透過各家醫院的癌症資源中心、病友團體、或其他相關的基金會獲得資訊與支持，作為罹癌後的資訊蒐集。

情緒便利貼二

通常一般人在想事情，並不會特別去區分認知與情緒。然而，面對複雜或是難以解決的事情，在思考時刻意地區分認知與情緒，將有助於完整且有次序地思考事情。

認知，指的是自己對人、事、物的看法，通常受到過去的學習經驗與自身的價值觀有關聯。

情緒，指的是自己對人、事、物的反應，通常受到過去的壓力事件與自己原本的個性有關。

在壓力事件的刺激下會產生情緒反應；在不同的情緒干擾之下，一個人對於人、事、物的認知也會受到影響。當自己想法困住的時候，分析一下自己是被困在情緒還是被困在認知，將有助於釐清自己的想法，幫助自己看清人、事、物。

癌症治療中情緒紓解的第二扇門

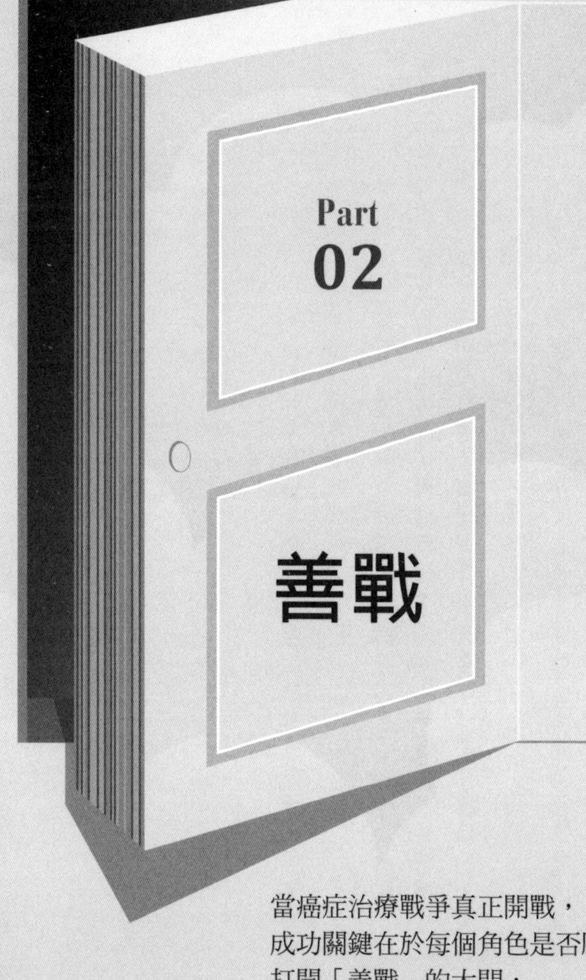

當癌症治療戰爭真正開戰，
成功關鍵在於每個角色是否順利就定位。
打開「善戰」的大門，
每個人都是勇敢的抗癌勇士！

選擇權威名醫？還是就近治療？

「你們知不知道，哪個醫生治療肝癌最厲害？治療乳癌最厲害？哪家醫院最專業呢？」

打聽之後，好不容易掛上門診，排了一個月的隊，總算見到醫生，卻又面臨下接下來的治療選擇。病情確立之後，「要怎麼樣治療」這件事，不是只有化療而已，還有很多治療方式可以考量。

只是在考量之前，到底要選擇在哪裡治療，是大老遠尋求名醫？還是直接在就近的醫療院所？

不同的醫療體系當然會有所差別，如果病人希望在治療期間有多一點自主權、對病情能夠多一些了解，要找的當然是可以提供這種醫療模式的醫師或醫院。然而，戰爭就要開打了，該怎麼找？又該如何評估呢？

「大軍將至，糧草先行。」開戰之前，後勤準備要先周全，戰爭才能在開打後，爭取更多勝利的機會。後勤周全的準備，最重要的其實就是來自家庭的支持。如果醫療團隊是作戰司令部與參謀本部，病人就是第一線的戰士，而家屬就是後勤司令部。因此，雖然病人的主觀意見非常重要，但家屬能否了解並給予支持，就成為最重要的客觀條件了。萬事俱備，全家各就各位。

◈ 當戰爭開打，該如何決定治療方向？

「要不要開刀？需要化療嗎？時間多長？接下來會出現什麼副作用……」

當病人被告知病情，可能是門診階段，或在住院的時候，下一步就要開始做治療，譬如說是否要開刀或化療？這個決定將影響到往後的生活和治療方向，這時就需要落實醫病共享決策（Shared Decision Making; SDM）。

雖然診間的醫師十分忙碌，可能無法面面俱到，但相較於其他國家，台灣整體的醫療系統比起許多地方都還要強，正因為我們的醫療團隊成員多，團隊會協助病人釐清疾病問題和治療細節，同時在醫師的帶領之下，順利決定治療的方向。

SDM 的功能不是在醫療本身而已，而是全面性的通盤考量，因為人建立在生活之中，疾病也是生活中的一環，與其只是著重在醫療，倒不如一開始就做全方位的思考層面，使病人回歸到真正影響並鼓舞他的東西。

首要必須破除所謂名醫或名院觀念，以及非得到醫學中心治療不可的迷思，因為台灣的醫療水準其實相當的一致，有些大型醫院的醫師也會下鄉服務，加上以目前專科醫師制度訓練出來的機制，通常不會差異太大。

一旦醫病共享決策（SDM）順利啟動，醫師可以明白對病人說：「根據現在的狀況，你的治療可以有幾個方向……」同時提供相關資料給病人和家屬，告知怎麼查資料等等，然後在下次門診或過幾天查房的時候詢問：「你看了有什麼問題？我們一起來討論吧！」醫病共享決策（SDM）就是期望在家屬也在場的情況下，醫師、病人、家屬三方一起討論並做決策。

病人對於自身有所考量，可以在門診階段先和醫師討論，由於現今醫療資訊搜尋方便且多元，因此，有些病人一開始就會告訴醫師：「因為想要大幅降低副作用，所有藥物都可以選擇自費！」以為這樣可以得到最好、最有效的治療，但不知道癌症治療是很複雜的。如果病人做傳統化療或使用標靶藥物，有些健保會給付，有些則是自費，除了評估病情之外，還有經濟上的考量，一般來講的話，化療較容易感到不舒服，標靶相對上較沒有副作用，但兩者孰優孰劣，卻不能一概而論，仍然需要與醫師及家屬就病人的狀況做全面性的討論。

醫護人員會把這些資訊充分告知，病人明白之後，需要自行評估與拿捏，同時做決定。就如同作戰一般，不能毫無計畫，拿著槍就衝鋒陷陣，需要考量兵法、策略、前線死傷和後勤補給等情況。因此，當病人做這個重大決策的時候，要考慮到每個面向，不管生活、家人、醫療、經濟、自己的身體狀況等，每一個面向都可能影響到決策。

以往面對問題時，可能會聚焦在核心，其他的就是旁枝，但面臨醫療決策時，每一個環節都是關鍵因素，例如病人的身體狀況允許，而且有意願治療，家人也願意支持，但是在經濟上有難處；或者是病人治療之後的照護上有狀況，就會完全否決掉當下的決定；或是病人能夠得到妥善照護、經濟上也允許，但是身體卻承受不住，也會改變決策的結果。

因此，在癌症治療上面，一開始較為困難的是在全面考量之下，得出最佳的醫療決策。然而，也唯有決策確立之後，後面的醫療程序才會順利，先把作戰對策擬定，接下來才可以專心抗戰。

◈ 整合照顧，病人、家屬、醫院三方考量

以選擇醫院這件事情為例，很多長輩與晚輩並不住在一起，甚至居住不同城市，當長輩生病之後，請問要到哪裡就醫？是在父母親熟悉的家鄉，還是在子女居住的地方呢？

從一開始的時候，這種事情就是大問題，而且常常發生在現實情境中。再者，萬一尋訪的名醫，又在另一個區域，又該怎麼辦呢？

舉例來說，生病的父親住南部老家，子女則在中部就業居住，卻查到一位在台北看診的名醫；或是某一科名醫在中部，病人和家屬卻從台北南下就診，這類的例子可說不勝枚舉。

這裡再說一個案例，父母親住在彰化，子女工作地在台北，科別名醫卻在台中，長輩在治療過程中，要看病、要做重要決策，等於是兩組人馬各自搭車再匯集，或是子女提前一天南下，隔天早上把父母帶到台中，治療後再送父母回彰化，自己再搭車回北部，既奔波又勞碌。

可是，往往忽略癌症病人做完治療之後，身心通常極度疲憊，需要妥善休息，病人真正辛苦的是做完化療之後那幾天，但是子女卻已經趕回去上班了。因此，如果以長遠性來看的話，似乎需要重新慎重考量。

再者，如果長輩有兩三個兒女，想說大家可以輪流照顧，但事實上每次的治療都有可能出現不同症狀或治療的反應，也有可能病情上有所變化，因此不同子女輪流照顧也可能會出現意見或醫療資訊整合的課題。萬一兒女很少，沒工作等於沒收入，勢必又面臨經濟收入的危機。

這裡剛好提到了一個重點，本書主要談老人罹癌，照顧絕對是一個重大課題。

因此，從這個角度來重新評估，該選擇什麼樣的醫院呢？在考慮的時候，就要思考到底是以誰為中心？「以誰為中心」沒有一個絕對的對錯，因為有時候父母的功能相對沒有那麼好，而子女功能比較強大，要依靠子女的話，以子女方便的所在地醫院為主；但如果老人家自己功能健全，自己可以處理很多事情的話，是不是以老人家居住地就近的醫院為主呢？其實子女這時可以先聽聽父母的想法，然後就當中最擔心的部分，例如病情資訊的掌握、病情變化的處理、照顧問題以及就醫交通、接送，甚至社會福利等狀況都一併放在最初的就醫決策考量中。

另一個議題，談到長輩罹癌後的治療，就要回頭檢視一開始罹病的當下情境。不管是化療、放療、手術開刀等治療行為，理論上旁邊都需要有人幫忙照顧，但是問題來了，照顧者是否為家人？有時候碰到的狀況是，病人和家人處於疏離的狀態，結果又在此時意外發現得了癌症，急需家人幫忙的時刻，家屬又不在身邊，病人就容易陷入怨天尤人的情境，心想不要再麻煩家人，因而大幅降低治療意願，治療效果也會連帶受到影響。

因此，治療不盡理想的變數，大致上有幾點，第一是意願不高，病人可能不一定配合治療、定期回診，或是遵照醫囑準時服藥等；第二是情緒不佳，免疫力相對受到影響，飲食、營養各方面也不會妥善思考和應對，因此達不到最佳的治療基礎，從心理層面、環境層面到身體層面，最後又回頭影響心理層面，演變成一個惡性循環的狀態。

情緒案例01

內心惦記的故鄉田地，重啟生命希望

「阿伯，今天情況很不錯喔，應該可以辦理出院了！」

「唉唷，不行啊，我渾身感到不舒服！」伯伯長歎一聲，直搖頭。

一位七十多歲的老人家，在子女悉心的安排下，從南部遠道來台北治療，醫療團隊說他的病情已經獲得了控制，預計安排出院，但他總有一些理由，擔心是不是哪裡又出現突發狀況，特別是某些小症狀的不舒服，而害怕得不敢出院。

有天，安寧病房的團隊大查房到他的床旁。主治醫師問：「阿伯，有哪裡覺得不舒服嗎？」病人太太在旁邊照顧他，跟著搭話：「如果身體好一點了，我們就回去看看田吧！」他聽了雖回應：「好好好……」但看起來也是意興闌珊、有氣無力的樣子，彷彿任何事物都無法提起他的興趣。

主治醫師想到阿伯老家住南部，又聽見他太太這麼說，於是主治醫師問阿伯老家的田地種植什麼作物？「稻米！」他簡短地回答。

「你種幾號稻米呢？」主治醫師接著問。

「14號，還有11號。」總是臥床不語的他頓時眼睛發亮，顯得神采奕奕。

「14號稻米的形狀怎麼樣……、11號稻米的形狀則是……，」阿伯彷彿話匣子一開，滔滔不絕地分享兩種稻米的形狀、口感等各種差異。

「他比較喜歡種14號，因為14號好像比較不會有蟲。」太太也跟著加入話題，看到平日沉默寡言的先生突然充滿精神的回答，讓她原本疲憊的心情也為之一振。

「沒有，我比較喜歡種11號，11號吃起來比較好吃！」他急著回應。

「那你現在田裡面種的是幾號米？」聽他講完之後，主治醫師又問。

「現在田裡還是種11號，太太常常都得回家一趟……」伯伯臉上彷彿若有所思。

太太把全部心力放在看顧先生，加上北往北返，回到老家已經心無餘力照顧那片田地，但為了老伴心心念念一路打拼起來的家業，依然咬著牙堅持下去。此時的伯伯流露出不捨的神情。

「你想要回去看一下嗎？」更加了解一些細節之後，主治醫師對他說。

「想……，我想回去看看！」此刻的他不再遲疑，篤定地回答著。

隔天，他們就辦理出院，同時也立即安排轉到家鄉當地的醫院。

醫者，醫病也醫心，將心理調適好，問題也就迎刃而解。

對病人來說，遠道台北進行治療，是承接子女的一份孝心，也期盼疾病可以得到治療。因為治療的必要而離開熟悉的家園，才發現土地對自己的重要，但這種說不出的感受與當初北上的目的產生了拉扯，漸漸地失去治療的意義，直到有機會重新檢視，更深的看見對他此階段的生命意義而言，治療很重要，但與家人的相互扶持、內心惦記的故鄉田地，才是重啟生命力的希望所在。

◈打開情緒的出口，尋找治療的意義

過去往往有一個迷思，認為醫療或治療才是主軸，所以大家都用這種想法來做決定，但是什麼才是病人重要的意義？打仗的時候，旁邊的糧草、同伴也要注意，不是只有士兵本身而已。

當大家專注在治療的時候，腦袋是沒有空間思考其他東西的，可是若別人提到一個過去關心的事物，令眼睛為之一亮，驚覺那才是真切的渴望，使病人找到治療和生存的意義，但重點是該怎麼樣破除盲點，找回力量？

因此，回到我們一直提及的醫病共享決策（SDM），雖然某部分它在提供一個訊息，但是在提供訊息的過程中，也包含到所有考慮的面向。

當病人與家屬選擇在哪裡就醫之後，就牽動了病人與家屬的情緒，就像前一段提到的「情緒案例」，剛開始問診的時候，老先生都是面無表情，眼睛也閉著，詢問哪裡不舒服，也沒什麼太大反應。但因為他的職業是農夫，順口問了幾句農業相關的問題，好像忽然間就醒過來的樣子，打開了情緒的出口，之後就做出新的決策——轉院，就近在老家附近的醫院治療，除了減輕了舟車勞頓和經濟負擔，我們也樂見看到病人和家屬的微笑。

◈找回希望感，繼續積極前進

治療的過程如同作戰，心理上的希望感是作戰成功的關鍵。

在作戰過程當中，需要維持病人的「希望感」，而且不在於隱瞞病情而營造出來的「假希望」，家屬通常也希望帶給病人希望感，但如果這其中有部分隱瞞的事實，不講得那麼清楚明白，就好像是在呼口號一樣，很容易破滅，而且禁不起考驗。

因為只要一個症狀出現，產生了不舒服的感受，病人還是一樣疼痛、一樣疲憊，等到哪一天再次檢查的結果出爐，結果就是不理想，這時候的希望就會變成失望，失望再變成絕望。如果只強調希望感，而不重視真相與病情解說，反而會造成反效果。所以整個完整的歷程，就從告知開始，唯有帶著支持性的誠實告知，才有辦法讓彼此繼續往下走。

除了清楚告知「戰情」之外，同時還能想到「什麼對你是重要的東西」、「什麼是你想要的東西」，這個「東西」就是希望感的來源，很多人把希望感建立在空泛的想像，例如想要過一個多好的生活、要去哪裡玩等等，但這些期盼對於治療階段的病人來講，還是太過遙遠。

其實希望感就在垂手可得的地方，可是有一些人把它拉得過遠了，或者拉得太抽象了，就像上個情緒案例提到的伯伯，他也許回去南部看看他的稻田，那一片黃澄澄的稻穗對他來講，就是一個力量，就能燃起希望。當他提起哪種稻米比較圓或比較好吃的時候，五感（視聽嗅味觸）就跑出來了，這個時候就會發現老人家不是不接受現在的狀況，而是在這個狀況當中，家屬是否還可以帶給他一個快樂、喜悅的東西，找到意義和希望，讓病人願意積極的往前。

以單國璽主教為例，得了肺腺癌之後，他曾禱告問上帝：「為什麼會是我？我又不抽菸、不喝酒、沒有不良習慣，我就是做祢的僕人！」後來他轉念：「為什麼不是我？」從「為什麼是我？」變成「為什麼不是我？」好像沒有什麼特別理由說不可以是我，對不對？所以他就認了，這就是改變。

這個例子當中，生病的好處是什麼呢？單國璽在他的著作，還有多次公開場合中，談到生病前，當神父做彌撒，台下的聽眾怎麼樣都是那些人，但生了這場大病之後，聽他的演講的總和遠遠大過這輩子望彌撒的總人數，對他而言，這個生病就對他有了積極正向的意義，這個意義就給他帶來希望感，這個希望感使他感受到——他現在比以前更有用。

罹癌後，家庭角色的改變

「這場仗到底是誰在打？誰是主戰者？誰在發號司令？誰又是後勤部隊？」

家屬常常把自己放到前線的角色，但家屬不是打仗的那個人，卻是跟病人站在一起並肩作戰，很重要的支持力量。

◈站上前線，到底是誰在打戰？

家庭角色的改變，可以分成兩個部分來談，一種是必然性，一種是被動式。

一般人在自己成長的過程當中，不斷地在做角色改變，這些稱為「發展的過程」，屬於必然的成長經驗。但是不管是病人或者是照顧者，他們的角色屬於被動式的改變，也就是其實內心不願意，而且也不是自己的規劃，卻因為這一個疾病事件，必須讓角色做出改變。

這種改變的前提，必須先克服本身的心理調適，意思是指「有沒有覺察或是認知到，我勢必要做一個改變，而不能夠在自己本來既定的生活模式，或者是安全線之內了」，可是光這樣子的認知與調適，對於病人家屬來講，本身就有難度。他必須要先認知到問題已經發生，了解之後才會有行動上面的改變，才能夠幫忙進入到決策，這個決策之後也才能夠銜接到他的行動力，跟現實連結。

假使用戰爭的角度來看治療這件事，請問這場仗到底是誰在打？

家屬常常誤以為自己是作戰的那個人，在主戰場裡面，醫師就好似總司令部，他要擬定幾個作戰的方法，戰場在病人身上，病人有決策權說：「好，我要這樣子打仗！」然後作戰司令的醫師才決定怎麼一起打贏這場戰爭。護理人員就是司令旁邊的幕僚，病人決定之後要透過他們的協助，彈藥則由司令部的醫院所提供。

以軍隊來講的話，家屬應該是後勤司令部，用來支援前線，家屬給予情緒、物質、營養、生活型態、經濟的支持，做好後勤司令部的補給角色。

當角色弄清楚了，每個人各司其職，這場仗才有勝利的機會。

雖然家屬不是打仗的那個人，卻是站在病人後面很重要的支持力量，沒有後勤司令部做統籌的話，基本上這場仗會打不下去，但家屬要明白後勤才是自己的角色，做到協助病人的職責。

◈ 前線戰事多變，重點在持續追蹤支援

前線戰事是瞬息萬變，需要隨時更新，家屬的角色負荷，來自於必須隨時關心戰情，比如說醫師跟病人走到什麼地步，現在又該給予什麼支援等等。

臨床上常常碰到一個困難，在於家屬以為瞭解治療程序之後，後面就這樣往下走了，但是其實不然，過程中忽略追蹤和更新病情，等一段時間之後再重新掌握病情及治療的時候，才發現怎麼變成這樣？

後勤的接收斷線，沒有意識或收到前線的改變，一旦造成死傷，往往醫療爭議也就這樣發生了。其實，治療過程中會有好多狀況，可能已經和起初聽到的不一樣了，可是家屬沒有接收和更新，等到後來知道的時候，都已經太慢了，於是才來追究是誰的過失，這都是大家不樂見的事情。

病人是主要打仗的人，應該由病人做出決策，即使戰爭比較難打，家屬仍舊不能取代長輩做決策的地位。

只是通常病人會說：「交給我兒子、交給我女兒做決定就好了！」在這種情況之下，不代表長輩可以不要有聲音，他可能只是不夠有自信或不夠有話語權，因為必須考量到之後家屬們的經濟與照顧等負擔，所以不想要增加家屬的困擾，但不代表可以不做決策，或阻斷彼此對於治療的認知和溝通。

臨床上碰到最大的困難，就是兒子、女兒很孝順的說：「不要讓老人家煩惱，一切都由我做決定就好了！」我們問老人家，老人家也說：「對，就交給子女做決定！」當子女做完決定之後，老人家才說：「怎麼會這樣？」就是他以為子女會知道他的想法，其實並沒有，然後子女也覺得不要讓老人家擔心，所以我們幫他做決定就好了，結果誰知道做出來的決定，並不是老人家想要的，等到我們再去跟老人家談的時候，整個決策都已經結束了，又要再次更動彼此的想法，等於又是重新走一段回頭路，其實是相當辛苦的。

所以，當長輩提出這個聲音：「都交給兒女做決定就好了！」我們需要跟長輩坐下來一起好好談談：「這件事可以由子女做決定，但是在這個做決策的過程當中，你自己的想法有哪一些？意見可以被說出來！」然後在家屬做完決定之後，再次問病人：「我們考慮要這樣子做，好不好？」最後他說：「好！」這樣才算定局。

千萬別忘了，病人永遠是治療中最主要的核心。

◈重拾興趣，體會生病的好處

當病人知道很多資訊，並懂得如何應戰之後，接下來更長的時間在於怎麼生存，反而是作戰中相當重要的一環。

曾經做過一些有關癌症的研究，特別是心理社會層面這一塊，我們發現罹患癌症之後，持續在工作、有收入的這群病人，他們心理社會層面的穩定狀態，比沒有工作的病人要好很多，而這樣的狀態就會影響到整個治療的配合行為。

由此看出癌症病人越缺乏生活目標，其實狀況越糟糕，以前的觀念會覺得生病了，就放下一切，好好治療就好了！但實際不然，這樣做的人反而是治療中比較辛苦的一群，所以千萬別讓自己沒事可做。

套用孫中山先生講的：「恢復固有之知能」，要如何保有健康的生活型態，就是鼓勵病人維持他原本的生活模式，除了維持之外，還可以重拾之前的興趣。

過去在生活當中，可能因為忙碌或取捨而放棄的事情，在生病階段，因為生活步調放慢了，可以做一些以前很想做，或是曾經做過，但這些年來都沒有再做的事，恢復並重拾興趣，同時能讓自己的情緒獲得紓解，例如有人愛好花木與自然，忙碌的生活中反而抽不出空，病後因為生活步調放慢，正好可以重拾愜意的時光。

因為認知到生病這件事，還能從生病這件事情之中，找到對自己的好處，例如說過去日子很混亂，都沒有時間跟自己好好相處，這次生病之後，反而可以重新面對人生，調整生活型態，以前可能不是很重視吃，現在比較注重健康飲食，讓「生病的意義」和「希望感」結合，心理層面的情緒轉換，生理自然會跟著轉變。

假使認為生病一點意義都沒有，只是帶給人生折磨的話，相形之下面對這個疾病將變得更加痛苦。

臨床上常見的狀況是男性老人家，過去數十年來被勸告戒菸，怎麼樣都戒不掉，可是當他生病的時候，突然之間有一個心態的改變，於是就戒掉了。

「生病可以帶來什麼好處？」這樣說也許很奇怪，生病怎麼會帶來好處呢？有句古老的諺語：「賽翁失馬，焉知非福」，所有的厄運、壞事，第一時間總是無法接受，可是平心靜氣之後想一想，有時候壞事也會有好的層面，例如，終於有時間與子女多說一些話，或是觸發開始整理自己人生的契機。

治療期間的**情緒反應**

備戰但尚未開戰之際，只要沒有死傷都還好，一旦真正開戰之後，死傷開始出來了，痛苦也開始產生了。

疾病的治療也是如此，如果只是開刀的話，開刀時是被麻醉的狀態，病人沒有感覺，然後開完之後，傷口的痛或副作用帶來的反應，就能強烈感受到那股椎心刺痛。

◈積極處理病人的焦慮

如果治療方式是化療或放射性治療，這種分梯、分次，然後不斷地執行與磨難，一次又一次上戰場的過程，該如何面對隨時引爆的負面情緒……

站在病人家屬的立場，此刻不能只是純粹地給予鼓勵與關懷，有時候更要積極地處理病人的焦慮，其中包括不安、恐懼，同時協助改善實質上的情緒狀態，也要和醫院相關人員配合，甚至不惜多問，因為有時候病人會習慣把情緒隱藏，以致醫護團隊不容易在第一時間發覺並處理病人的情緒，但身為家屬其實比較容易覺察病人的情緒變化。

第一次要去打仗的時候，還不知道害怕，或是想像中的害怕，也沒有真實體驗，然而打仗的恐懼還可以承受，可怕的是持久戰。經過第一次、第二次化療，還沒有副作用產生，等到隨後幾次治療，副作用開始發作，手麻、噁心、嘔吐、掉頭髮、食慾不振了，要再次進入戰場的時候，情緒的無形焦慮和恐懼就直線上升。

舉個例子來說或是有些人做化療之後，產生掉頭髮的副作用，有些醫院可能會先跟病人說：「如果有這種狀況，要不要先去剪短頭髮、訂製假髮，或是改變造型呢，看起來不會那麼憔悴！」曾看過病人一開始就把自己的造型改變，突然看到女病人理了平頭，也令人嚇一跳，她卻自然地說：「反正都要掉了，與其到時候痛苦，倒不如現在先穿好軍裝準備打仗！」

所以，面對病人治療的焦慮或副作用產生的不適，有些是可以事先防範或處理，以減輕情緒上的負荷。或者透過治療前的衛教讓病人知道治療中可能產生的不適其實是副作用的影響，等治療完成之後，副作用便會慢慢消失，恢復以往的生活樣貌。

當然，在治療的過程當中，難免出現情緒低落，此時透過陪伴、轉移病人對治療不適的注意力，例如現在很多子女會教導長輩使用3C電子產品，長輩對於3C的使用有了新鮮感，甚至因此而拓展了生活經驗，有了成就感，便可舒緩對疾病不適的關注，相對減緩情緒的焦慮與低落。

◈ 尋求營養諮詢專業

「我吃不下，你不要逼我吃了！」

當病人正式進入治療的時候，很多信號會陸續出現，能不能在一開始就事先預備好，就顯得相當重要，而且真正進行到化療階段，那種痛苦是真實的發生，所以身邊親友的支持，即所謂的後勤部隊到底可以支援到什麼狀況，很多時候光是「吃」這件事情，「吃什麼」就不知道該怎麼辦了，「吃不下」更是令人痛苦，家屬多希望病人多吃一點，可是病人絲毫沒有食慾，可是又不能不吃，沒有力氣怎麼打仗呢？

如果已經走到治療期間，原則上各個角色應該已經就定位，各個角色的職責也都已經分配好了，彼此之間是處在一個互動的狀態，既然已經各就定位，就表示各方訊息都能找到一個對應窗口，該由誰去跟醫師溝通，該由誰來照顧，該由誰來和病人告知怎麼配合等等，都能精準傳達或接收。此刻的重要性在於因應治療產生的變化的資訊取得，難道有一些症狀不可以事先預防嗎？而非等到下一個階段來臨的時候，身為後勤的家屬才被動地蒐集和因應。

由於是在治療期間，相對應的營養就需更加留意，醫院普遍會設有營養門診，病人家屬可以去做諮詢，只是現在這種門診有時會落入一個問題，營養師會告訴你要給予哪些營養，這時候的營養補充，有時候反而帶給長者很大的困擾，因為他平常沒有吃那麼多，而且給的又是平常不吃的東西，加上老人家對於偏好的食物，有自己的堅持。與其不知所措，直接諮詢醫院的營養師，就可以獲得需要的資訊。

營養師通常會建議不錯的方式，譬如可以簡單地請家屬在食物裡面加一點點黑醋、麻油，幫助提味，因為老人家會覺得不夠鹹，可是家屬又擔心太多醬油或鹽巴會造成負擔，但是加一點點醋，味道就提升了。或是有些東西不太好吞嚥，容易嗆到，可以把食物變成糊狀，方便吞嚥，這些都可以透過諮詢專業人員來獲得解決。

當營養師說每天應該要喝幾罐營養素，或是應該要多少拳頭的份量，問題在於老人家平常的飲食就很簡單，一碗清粥就是一餐，根本吃不了額外份量的食物，所以還是應適量的給予食物，不要造成過多的負擔。

◈用愛關心，接納病人的情緒

「你都在醫院了，有醫師治療和護理師照顧，怎麼還會鬧脾氣？」其實老人家不是不知道自己生病的狀態，而是他的情緒有沒有被家屬接納。

很多時候我們說「久病床前無孝子」，這個孝子除了不能夠事必躬親之外，另外一點，對於老人家展現出的不適或是沮喪情緒，並沒有接納下來。

有些家屬會跟醫療團隊說：「他就是喜歡這樣！」意謂病人以前的習慣就是如此，例如沒什麼事，卻會把它放大，其實對應出來的狀況是，病人的情緒點始終沒有被家屬接納。這個放大點，通常就是他在呼救，彷彿在說：「我在這邊，請你來看我一下，我需要你的關心！」他只是希望一個關心而已。

病房裡，曾發生特別的狀況，老人家喜歡按紅燈，然後護理師就跑去說：「阿伯，你怎麼了？」阿伯就對她說：「麻煩幫我把那個杯子拿過來！」護理師通常就會很無奈：「你怎麼為了一個杯子，就任意的按紅燈！」可是對老人家來講，他內心渴望有人來看看他，於是利用「按紅燈」召喚人來稍微探望一下──「你看我一眼，有人跟我說說話就好了，其實我就放心了」的那種心理。

所以對病人來講，他有時候會打電話給家屬，然後說：「沒有啊，沒有什麼事情！」，然後家屬就會回應：「沒什麼事情，你打電話給我幹嘛呢？你知不知道接到你一通電話，我心臟都快要跳出來了！」這番話令老人家好沮喪，於是認為：「你是不是不關心我？我都已經生病了，你怎麼都沒有來看我？」

當家屬接到電話的時候，給予多一點善意回應，或是家屬能主動地打個電話問候，老人家就會獲得情緒的安撫，有些老人家很愛面子，他不一定會刻意說，但他其實很需要你的問候跟關心。就像有很多長輩喜歡在公共場合打電話給兒女，然後故意講得很大聲，讓大家知道他在跟兒女講話，彷彿要讓所有人聽見有人在關心著他。

有一位奶奶，平常的她都好虛弱，任何人去看她的時候，她都是在睡覺或是無精打采，可是當她知道主治醫師中午會來查房，那段時間就會神采奕奕，而且還會「點胭脂」，但是等主治醫師一走之後，她又像洩了氣的氣球一般。

在這裡會發現，主治醫師看見的病人狀態，跟護理人員看見的不一樣，然後家屬所看見的，也可能是另一種狀況的呈現，藉由多方的觀察，告訴家屬，老奶奶其實需要一份「愛」的關心和問候，家屬需要在中間做一個互相的橋樑，除了幫助溝通之外，還要接納情緒。

◈ 情緒連結，看見當下快樂

談到心理層面，還有一些事情可以考慮進來，如果住院做治療的話，家庭的支持不單單指人，還可以來自一些周邊的擺設，營造出空間的熟悉感，也就是實質上可以看到的物品，一些喜歡的東西或照片。

有些人會在床頭擺一張全家福的照片，可能會為他帶來某些力量，特別是心情很煩悶的時候，看看照片也好。不光是照片，也可以在有限的病房空間裡面，做什麼樣的擺設，讓病人感覺舒服一點，心情也會跟著改變。

有時候一些簡單小東西，反而具備極大的療癒力量，有的家屬請家中小朋友畫一張卡片，上面可能用幾個注音符號寫著爺爺奶奶，老人家看得懂注音符號嗎？可能也看不懂，但是他知道那是孫子畫的，這是孫子給他的。有時候是自己出遊的照片，當醫護人員問起的時候，老人家還會不好意思地說：「沒有，那時候比較漂亮！」令他回想起一些美好的舊時光，譬如說那張照片是在哪裡拍的？那時候幾歲？當時的情形是什麼樣子……就有好多回憶的故事。看到自己當下的快樂。

如果和病人或家屬談病房擺飾，絕對不是亂擺一通的東西，它一定有著特別的意涵，透過擺放在那邊，帶給病人內在美好的聯想，

當病人在化療過程，感到難受的時候，翻過身剛好看到那張照片，那張照片帶著他的思緒飛到當時情景，就不會一直把專注力放在痛苦上，藉此可以轉移注意力，這份小小的擺飾，帶來的效應其實很大。

有病人擺的是自己十幾年前到歐洲遊玩的照片，那時候旅遊還沒有像現在這麼盛行，她就出國到歐洲，看到她很驕傲地說：「子女已經帶我去世界各地玩過了。」即使子女真的很少來探望，但是對她而言，這張照片連結起家庭的支持系統，不管對於老人家或治療

過程，都是相當重要的支持力量。

醫院的環境對老人家而言，其實相對陌生，他如果希望帶些什麼東西的話，在合理的範圍內，都盡量讓他帶到醫院，如果不能的話，家人也可以想一想什麼東西會帶給老人家力量。例如家屬可以利用3C產品幫老人家下載一些影劇或音樂，陪伴長輩解悶。

情緒案例 02

一首歌，撫慰內心的傷懷

「想我一生的運命，親像風吹打斷線；隨風浮沈沒依偎，這山飄浪過彼山……」

收音機裡傳來這首老歌，不免令人感到哀怨悲傷，但是背後卻有著溫暖動人的故事。

有位七十五歲左右的老伯伯，他的病房裡面經常播放一些詩歌。

「你有在聽這些歌嗎？」感到好奇的精神科會診醫師問他。

「沒有啊，這些歌曲都是兒女們帶來播放的！」他懶懶地說。

既然音樂有療癒作用，倒不如讓老伯伯聽自己喜歡的歌，於是醫師提議：「你以前喜歡聽歌嗎？有沒有想聽的歌？」

「現在臨時問我，一時之間想不到耶！」他若有所思地說。

「你想想看，如果他有想起什麼歌，就幫他帶過來。」醫師對在旁邊的太太和女兒說。

過了兩天，會診醫師再次去看老伯伯。會談幾分鐘後，醫師發現到背景音樂似乎是同一首歌重複播放。

「咦？怎麼同一首歌一直播放呢？」

「往事何必越頭看，把它當作夢一般，啊……把它當作夢一般」

情緒案例02

「你上次不是叫我想想自己喜歡的歌曲？我就叫女兒帶來……」他說話的時候帶著微笑，一邊跟著旋律輕輕哼著。

那首歌正是潘越雲所唱的《桂花巷》，慢板哀戚的旋律，娓娓訴說著一個時代的悲傷。令醫師不解的是，外省人的他竟聽著台語歌，而且還是一首女性歌手演繹的淒婉歌曲？

「你為什麼要聽這首歌？」醫師問他。

「我喜歡這首歌！」他說。

「這首歌對你有什麼特別的意義嗎？」醫師又問。

「這就是我的一生。」他只回如此簡單的一句話。

無獨有偶地，另一位榮民爺爺，同樣不會講台語，可是他最喜歡的也是一首台語歌《針線情》。

「你是針，我是線，針線永遠粘相偎，人講補衫，針針也著線，為何放阮塊孤單……」身處戰亂、物質缺乏的年代，生命可能因為一顆炸彈就稍縱即逝，面對生離死別，有著身不由己的感受，一如兩首哀怨悽婉的歌曲，都唱出了大時代下亂世兒女的悲歡心情。

時代的音樂，撫慰了許多人的內心，聆聽的當下，彷彿生命的寫照。

音樂具備著某種心靈療癒力，透過旋律帶領人們回到過去的年代，也許讓人想起年輕時候的愛慕對象，聽喜歡的歌，找到生命繼續向前的力量。

家屬關心跟支持，其實很簡單，並不如想像的那樣困難，可以試著讓病人聽自己喜歡的音樂，做自己喜歡的事情。

治療期間的失落

如果發現治療的過程不臻理想，不管是藥物效果不佳，或是身體適應不良，隨之而來的種種失落情緒，該如何面對和處理？

「目前癌症治療很有希望，千萬不要灰心！」

「你是在安慰我嗎？我已經沒救了，無藥可醫……」

有些老人家對於癌症的理解，普遍停留在他們年輕時期的概念，認為得到癌症就等於得了絕症，但現今醫療有長遠的進步，中間的落差需要重新被接受。

對年輕人而言，接收一則資訊或新觀念相當容易，也能夠很快地理解；可是對於老人家而言，就沒有那麼具有彈性，門診中有不少老人沒有手機，平日聯繫仍然使用公共的投幣式電話，行動力也不太方便，加上受限於視力與聽力，也大大降低對於新訊息的處理能力。

當我們碰到兒童或青壯年人罹癌的情況，會認為理應要給他們支持的力量，所以可以看到這類積極向上的抗癌鬥士，在人生的道路上勇敢的抗癌。

然而，「希望感」對長輩一樣重要。

對於老人家而言，好像較少告訴他們：「要懷抱希望！」也許不一定叫做「抗癌」，而是即便生病了，如何在生命相對後期的時候，還可以夠擁有希望感，讓自己有能力面對疾病。

當一個人的生命發展階段走入了老年期，本身就會面臨「失落」的議題，其中包括臉上爬滿皺紋、肌膚鬆弛、體力下降等老化現象，但老人家不只面對生理層面的衰敗，還包括了社會層面的失落，像是退休後的人生，失去過去在工作崗位上的風光和頭銜，這是人生發展中都會面臨的失落課題。

另一種的失落是本來是個健康老人，有自己的退休生活，可以獨立自主，因為生病的關係，本來參與社區長青大學的活動被迫中斷。或是期盼著含飴弄孫，但是生病之後，當別人問他：「你現在最想要的東西是什麼？」他會說：「我想要帶孫子去讀幼稚園，我想要……」然而實際上他的身體已經無法負荷，因而衍發出失落的情緒；子女本來計畫要到外地進修或工作，也因此被迫暫緩，對於雙方來講，內心都會產生不小的衝擊。本來預計展開的新生活或規劃，後來都沒有了。

情緒便利貼三

失落的情緒，與一個人如何認知所發生的事是有關係的。重新認知，重新回應，可以有效緩解失落感。

俗話說「計畫趕不上變化」、「人生無常」，其實人人都知道。因此，和長輩談談「人生不如意十之八九」的話題，不但可以讓長輩抒發想法，更可以讓老人家的人生智慧有機會在言談之間自然流露，甚至會促發老人家的靈性成長。例如，剛退休的老先生計畫了很多事情，卻因為被診斷癌症而中斷計畫，但是幾經與人互動和自我思索後，認知到自己即使退休了，還是把自己安排到忙碌不已，所以這時發現到自己罹癌，剛好逼自己停下來，把身體調養好，然後再繼續人生的路。

如此一來，十之八九不如意的人生，也可能從失落反應調整成向前走的力量。

◈ 獨居老人的情緒照護

當長輩屬於獨居的情況，發生情緒失落問題時，此時若有支持資源的力量，就能幫助支撐老人家的失落感。

以下分別就兩種情境假設，討論長輩和家屬將面臨的情緒難題：

一、子女不在身邊

臨床中有位社經地位高的老人家，年輕時因為有能力，把孩子送到國外念書，後來也在國外成家立業，在人際互動當中，旁人會覺得：「你的子女在國外工作，很有發展啊！」他也樂得說：「我的小孩是某公司的執行長，在國外生活得很好，很有成就。」對父母而言，當然是一種榮耀。

然而，當父母老了、生病了，優秀的兒女卻無法回來照顧和探望，此時的他，看似人人稱羨，實際上卻只能擁抱虛空，內在有著滿滿的失落感，更說不出心裡的苦。

老人家面臨自身功能不足以支撐現在的治療狀況，卻無法獲得心理和生理上的支援。所以，這位老人家帶了一台平板電腦來醫院，用視訊的方式來因應。儘管家屬能透過遠端通訊上線，進行病情治療的溝通。然而老人家的病況往往變化急速，一旦發生緊急狀況，需要馬上送急診做緊急處置，當下根本無法聯繫到家屬，影響了後續醫療決策。

當此類在緊急時刻聯絡不上家人，老人家本身又無法表達的時候，很容易被歸類成：

「無家屬」的群體（或家屬棄之不顧），若是救護車送來的老人家，也只好以「無名氏」代稱，可以想見這類老人家的境況。

其實要避免這類的情況發生，適時的運用家庭的人際資源是很重要的，例如可建立親友的支持管道，請長輩住家附近的親友，平時對長輩定期的探視及關懷，並將長輩狀況適時的提供遠方的子女做參考。子女得到訊息後，便可以主動關懷長輩，讓長輩感覺身邊是有子女的，無形中便有心理的安全感與希望感。

二、沒有子女的獨居長輩

一般獨居或單一老人通常沒有親友在旁陪伴，需要依靠醫護人員、社工師或相關團體，給予這些單一的老年癌友一些相對應的支持，只是現今的醫療環境之下，能夠發揮多少效用仍是一個問題，因此有些醫院也許會引入慈善、宗教等關懷團體來提供協助。

單一老人因為沒有家屬，也就沒有其他人可以討論病情，要不要做治療也是由自己一個人決定。此時，關懷單位和醫療團隊就可以適時介入，在老人症狀慢慢出現之後，引導他進入醫院接受治療，然而治療後的不如預期或情緒起伏，才是後續更要留意的地方，重點還是放在幫助找回生命的希望感。

◈ 長輩罹癌產生的自殺問題

老人家極容易有自殺風險，可怕的是，在華人或東亞地區都有股「老人無用就去死」

的案例，老人家為了避免拖累家庭，走上尋短之路。

其實，台灣常見類似狀況，只是這類事件並不像年輕人自殺具有衝擊力，沒有新聞價值，也就不太有人報導。媒體上會報導出來的狀況，通常就是兩個老人家，一個得重病，另一個為照顧者，當照顧者看生病的老人家很可憐，自身也不堪壓力負荷時，於是健康的老人選擇結束患病老人家的生命，然後再自殺。

台灣一般老年人自殺人口，佔所有族群中的最高比例，每十萬人約有三十幾人自殺，但是台灣一般人口自殺率，卻是每十萬人約十二、三人自殺，老年人是一般人口的兩到三倍之多，這群人當中因為生病、適應困難，而結束自我生命的比例又更高。

根據調查，倘若這個家庭的總收入偏低，他們在進行癌症評估的時候，容易興起完全拒絕治療的念頭，認為就這樣死了算了，甚至有提早了結自我生命的狀況出現，這群人的自殺率都會比其他族群來得高。

前面提及子女不在身邊，但擁有較充足的社會支持，這類老人家自殺率比較低，安全度比較高，他們的社會支持可能都還存在，身邊或許還有一些老年朋友以及子女的關心，狀況相較起來好很多。除了家人陪伴，老人家很重要的一點，在於有沒有一定的社會支持網絡，以及人際互動，甚至是服務旁人或社會，使他們遠離「無用感」，找到生存的價值和意義。

情緒案例03

無用，其實沒關係！

當長輩出現「無用感」的時候，該如何協助他走出當下的情緒困境？

臨床上有位老人家出現傷害自己的行為，因此被帶來精神科門診。

「你為什麼要這樣子做呢？」醫師問他。

「得了癌症，又沒有辦法治好，何苦活著拖累家人呢？」他了無生趣地說：「就連今天來看病，還要拖累兒孫他們帶我到醫院！」

當醫師仔細診療這位老人家，發現他並沒有憂鬱症的症狀，因為他可以完整陳述自己的意見，應該只是一時情緒無法紓解。希望能讓他輕鬆一些，於是對他說：「你的癌症好像也沒有那麼糟糕啊！」

「就是沒有這麼糟糕才麻煩，我還會活很久……」他有點激動地說。

由於是癌症第二期，還要面對一連串的治療過程，覺得如此下去，家人會被他拖累著，也許自己離開人世會比較好。

「生病的時候，你認為會浪費家人的時間，講得也是挺有道理的，可是反過來想，有這麼多家人陪著你，可見你在這個家中佔有很重要的位置！」醫師這麼告訴他。

「有什麼重要性？平常也沒做什麼！」他答。

「不是有句話叫做『家有一老，如有一寶』嗎？你不用特別做什麼，只要站在那裡就好了。你在，這個家才會完整！」醫師說。

「對對對，就是這樣子……」一講完之後，家屬們也齊聲附和，連聲贊同。

「即使你感覺自己沒有太大的用處，可是光是你存在這件事，就有很大的差別，」醫師試著動之以情，接著說：「老伯你想一想，要是這次如你所願這麼死掉的話，被認定是因病厭世、自殺身亡，子孫們只會帶著：『我爸爸就是自殺死掉』而遺憾終身。可是你要是跟他們好好配合，接受治療的話，就算總有一天會死掉，可是死因不同，對他們的意義可就不一樣了！」

「對對對，就是這樣子！」家屬馬上配合回應。

「你覺得怎麼樣？」醫師轉頭問他。

「你說的也是很有道理啦！」老人家低頭沉思狀。

「你現在試著什麼危險的事都別再做，不要多想其他多事情，只要享受自己『老人家』的身分，扮演好這樣一個角色，這樣就好了，亦即莊子所說：『無用之用，是為大用。』」醫師再次補充。

大概一個月之後回診，可以發現到他的態度明朗許多，開始比較能夠接受自己「就算不做什麼事情，也不會怎麼樣」，加上家人也提供相對的經濟和心理支持，老人家也就越來越能接受當下的狀態。

其實，「沒有用」也沒關係，好好接受當下的角色，就有存在的意義。

◈破除「無用感」，找回單純的存在意義

老人家生病的時候，除了一般出現的生命反應之外，還可能出現比較極端的狀況，會希望維持自己的權威感。當老人家的權威感尚存，兒孫們可能會被召喚到床邊，甚至是輪流排班地照顧著他。

另一種是老人家在過去是相對不如意，他可能會用一個怨天尤人的態度，認為「我會生病、身體會不好，都是因為以前都沒有得到妥善的照顧」，或者「我以前的命就是怎樣的不好，都沒有好好地吃飯、休息、睡覺……」，所以會認為自己生病的原因，是由過去所造成的結果，但這樣怨天尤人的背後，其實是一種對過往生命經驗不滿意的表達方式。

老人家有時會覺得：「現在科技那麼進步，兒女們念的書、懂的事那麼多，還要我這個老人家做什麼？我不要拖累你們就好了！」生病對他而言，就是另外一種拖累的意象，但是他可能沒有看到的是，他對這個家最大的貢獻是——好好地活著，讓家人的愛有著聯繫。

以上一段的案例故事來說，就是這樣的一種概念，如果老人家走了之後，對家人來講，那是一個家人自殺的傷痛，雖然長輩終究會走，但不是用自殺的方式告別人世，讓這位老人家想到還能夠為這些家人做些什麼，這個「做」不是要真的有所作為，而是回到最原本的初衷，在情感面上滿足家人的需求，這是一種貢獻，也是一種體貼。

很多老人家為什麼寧願自己拄著拐杖，即使不太會搭車，都不願意麻煩子女帶他來醫

院就診，因為覺得這是對家人的一種「照顧」，是他自我認知下體貼家人的方式，所以很多老人會鬱卒、感到孤單，但是他們寧願自己承擔，認為只要不干擾子女的生活，就是對子女最多的照顧，用這樣的一個方式，可能已經不是給子女什麼物質，因為子女自己都有能力去獲取，但這種「不多麻煩」的心態是老人家對子女的體貼。

現今家庭結構多以小家庭為主，工作型態忙，上班時間又拉得很長，回家也都沒有人可以問候。日韓劇中，當人物外出可以聽到台詞：「我要出門了！」回家時則講：「我回來了！」簡單的對白中，表示出一種單純的存在感，創造出某種潛在的價值。然而，這樣的場景在台灣卻很難見到聽到，可是如果連這個都沒有的時候，存在感無形中就會變得很渺茫。

年輕人工作結束回家時，老人家已經在睡覺了；老人家早上很早就起來了，年輕人可能還在熟睡，起床後可能不喜歡吃家中準備的早餐或是開伙，就匆匆忙忙地出門，跟老人家沒什麼見面，也沒講到什麼話，即使同在一個屋簷下，也沒什麼交流的感覺，沒有交流就沒有存在感，就會讓老人家產生在家中可有可無的感受，等到他真的生病的時候，這種感受更是被瞬間放大，情緒的疏離感也將相形巨大。

◈尊嚴感，老人家自我價值的建立

對老人家來講，尊嚴這件事可能比起其他族群更為重要。

每個人都有自己生而為人的尊嚴，但是對老人家來講，生命走到這個階段，他的存在本身，還有自我價值本身所需的那一份尊嚴，可能也會在生病的過程當中被放大。

正因為尊嚴感和身體本身的狀況，有著非常直接的關係——能否自己如廁、行動是否自如、臥床需要別人攙扶才能起身等等，這些都有非常大的影響，電視上演老人家的尊嚴喪失，常見的劇情就是老人家無法自己如廁。

另外，走路也是一種尊嚴的體現，市面上有各式各類拐杖式的雨傘，拿拐杖跟拿雨傘對老人家來講，可是不一樣的意義。儘管走路這件事情一樣會影響到尊嚴，可是在適應上相對容易一些，因為他還是可自行移動，老人家的接受度比較高。

但是如果老人家無法下床了，得依賴他人把屎、把尿或包尿布的時候，再也無法自行如廁，少了私密的空間，完全得依靠旁人協助，我們除了嬰兒階段需要包尿布、依靠他人把屎把尿之外，何時習慣於自己在上廁所的時候，人家來看顧你呢？

這種突然之間的改變，整個尊嚴感會在霎那間消失殆盡，而且愧疚感、無能感、無力感產生，這樣子的一種失能行為，雖然有可能是短暫性，但更多時候是長期持續的狀態，就會很快地壓垮一個人。

此時，在旁照顧的若是家人，老人家是否願意在家人面前展現如此不堪的一面，也是一個重要的關鍵點。

如果是外勞的話，對老人家而言，會出現兩極的狀況，一種是認為身體幹嘛給外人看，可是另一個層面，因為外勞畢竟不是親人，他會在心態上自我調適：「這是聘來照顧我的人！」老人家會認為在晚輩眼中，至少還維持了自己的形象，不用變成一個依附者的角色。

老人家覺得這部分私密的工作，應該由外人來協助，當今天必須要依賴兒女或媳婦幫他做這件事情，心態上就需要做出調適，願意由家人照顧，認為他們可能比較貼心，可是另一個層次來講，老人家認為自己變成了依附者的角色，必須依賴晚輩幫忙做一些事情，因此相對而言，如果自己再有一些額外要求，就變得不敢提出來。

我們沒有辦法確認到底哪種狀況是最好的，因為有些長輩只有在家人面前，才能夠完全放鬆，由家人來照顧，才會感到安心且貼心，畢竟外勞或看護都只是外人，沒有辦法傳遞太多情感上的交流。面對照顧本身，我們可以這樣看待，不管是幫小嬰兒換尿布，乃至於協助老人家如廁，就是各種不同形式的情感交流。

”

情緒便利貼四

如何規劃治療，有時候老人家會卡在一個關卡:「我不太能夠做決定。」

當老人家身旁的支持力不足的時候，他對於自己當下的身體狀態，或者是接下來可能要面對的狀況，一種是「以拖待變」，順其自然，不特別關心和尋求了解；另一種是不斷地往返醫院，因為不放心所以不斷諮詢，也可能前往不同醫院或不同科別，只為了尋求一位比較關心他的醫護人員。

這時候，家屬的陪伴就顯得相當重要。家屬必須定位好自己的位置是後勤司令部，而不是第一線戰士，也不是作戰指揮官，才能真正發揮好家屬的角色與功能。

身為病人的戰士，有時候因為種種因素，也會期待後勤司令部的家屬直接為他們做出決定。但是，除非病人已經完全無法表達與做決定，否則還是要鼓勵並支持病人自己做最後決定。

身為後勤司令部的家屬，致力於支援前線，給予情緒、物質、營養、生活模式、型態、經濟的支持，同時在醫病共享決策（SDM）下，醫師、病人、家屬三方一起討論並做出醫療決策。

“

當作戰對策確立，每個人也各司其職，這場戰爭就有了更強大的贏面。

癌症復發情緒應對的第三扇門

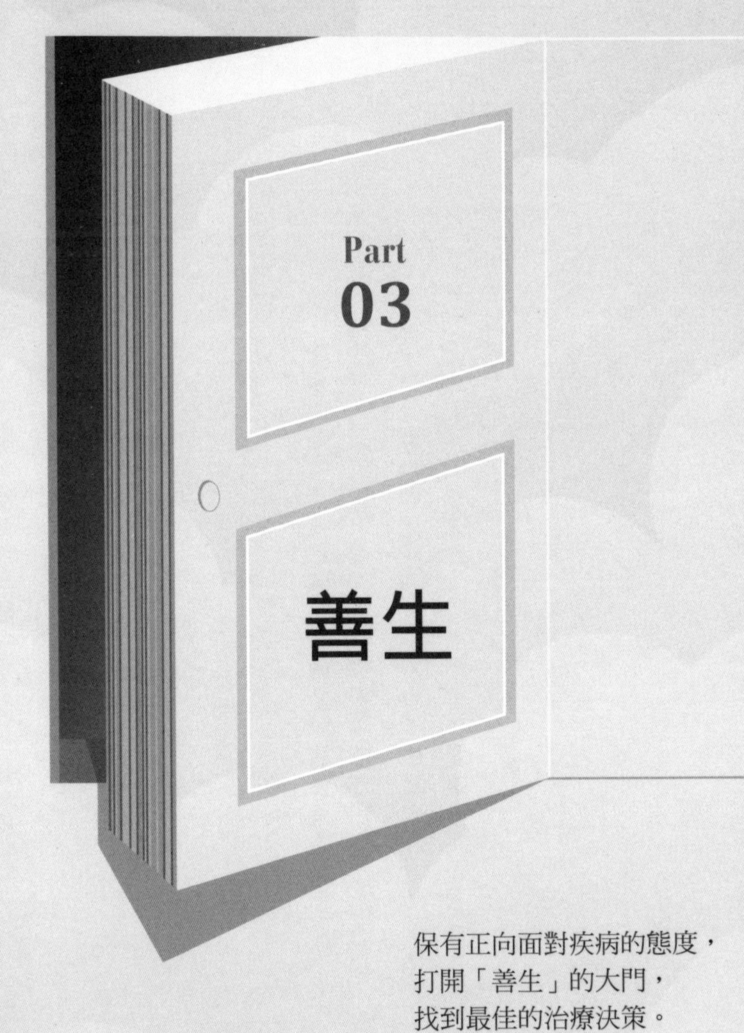

Part 03 善生

保有正向面對疾病的態度，
打開「善生」的大門，
找到最佳的治療決策。

共享資訊，**決策治療**

當病人知道病況之後，開始針對病情蒐集大量資訊，卻缺少一起討論的對象，反而增加驚慌、害怕的情緒。

就如同準備考試的學生，不知道出題方向，只好矇著頭閱讀強記一大堆東西，可是哪些才是真正有用且適合的資訊呢？

「發現狀況的時候，要不要決定動手術？」、「是要接受化療、標靶，還是放療？」、「治療過程中的副作用有哪些？」、「經濟狀況可以負擔嗎？」、「誰可以到醫院照顧？」、「家裡的事情由誰負責？」、「當身體無法負荷，或是承受不起治療時，是否同意走向緩和醫療？」、「該不該同步啟動緩和醫療門診？」等，這些都可以是討論的範圍。

因此，如果出現一位具有經驗的人，能夠和病人分享這些資訊，才能使他們從驚慌中回過神來。專業的醫生、護理師，或醫院體制下的社工師、心理師、個管師，都是和病人討論的合適人選。當內心的惶恐與不安被撫慰了，接下來的治療也才會順利。

◈醫病共享決策（Shared Decision Making, SDM）

每一個醫療過程的進行，都會牽涉到很多的決策，這些決策都會直接影響到後面治療的成效和規劃，因此，在一開始的時候就需要開啟「醫病共享決策」（Shared Decision Making, SDM），也就是由醫師、病人和家屬三方就病情和治療做出全盤討論，然後讓病人能夠為自己做出治療的決定。

◈SDM三大核心步驟——完整知情、資訊共享及心理照顧

病人需要知道病情，想要了解治療的情況，正是醫病共享決策（SDM）的第一個重點——病人完整的知情。

假使病人知情程度不全面的話，自然沒有辦法參與後續的決策，因此 SDM 第一步驟即是完整的病情告知，並且要注意到病人的情緒，不然會影響他做決策的狀況。

過去臨床經驗發現，若是醫生說話方式過於直接，將導致病人無法承受而崩潰，進而影響後續治療成效。因此，在病情告知中使用委婉，但清楚明白的方式，使病人能夠知情且接受，同時考量得知病情當下的心理反應，以調整討論治療的節奏。

相對地，有些家屬要是不願意讓病人知情，將使得病人一知半解，導致猶豫不決。因此，SDM 的核心價值便是以病人為中心，病人才是主要的決策主角。

SDM 第二個步驟則是資訊共享，包括治療方向和疾病整體的相關概念。理論上是由醫師提供這方面的內容，但以目前台灣現況來看，除了醫師之外，癌症中心也可以提供部分資料。譬如說在初期，該使用何種治療方式，一個癌症別在前期尚可治療的階段，可以選擇的方式，舉凡手術、手術後再化療、手術後再放療、先放射治療再化學治療再手術等等，並非一個套裝公式，必須考量病人腫瘤的生長與相對位置，可說每人的病情不同，身體狀態能否接受手術與化療或放療，都必須斟酌考量。

在醫師與病人談過之後，有些醫師會提供病人相關資料閱讀，這些資料包含了該疾病的研究數據或治療成效分析，然後在病人看完資料後，醫師會再次與病人會談，協助病人做出最後的醫療決策。

然而，整個醫病共享決策（SDM）的過程當中，很大的一個障礙是，病人或家屬因為不懂，傾向請醫師做最後決策。不過，醫師終究不是病人，家屬當然也不是，所以讓病人完整理解後決定如何治療，才是真的尊重病人。

不過，醫病共享決策（SDM）似乎又會產生另一個矛盾點，有些病人或家屬會覺得醫師是否推卸責任，認為醫師只負責告知，把決策面推給病人或家屬本身。因此，後續若產生醫療爭議，是否就無關醫療責任。其實，醫師的立場並不是逼迫病人做決策，而是一個協助的角色、是戰友。無法彼此信任就難以打勝仗，唯有醫病彼此合作，各自扮演好各自的角色，並各自負起各自的責任，才能為生存下去做出最大的貢獻。

在疾病發生的當下，有了完善的醫病共享決策（SDM），做好心理準備，邁向治療路程的每一步，不管是生病者還是陪伴者都可以更加篤定，而不再害怕。

這條準備的路，確實不容易，但我們不能輕言放棄。如果我們都準備好了，是可以不用懼怕的，打開「善生」的大門，生命永遠會有一線生機。

情緒便利貼五

病人需要自己做出決定，而家屬需要協助病人做出決定，兩方都是難以面對的狀態。如何在這樣的狀態，還能自我調適，做出決定呢？我們總有面臨人生谷底的時刻，除了陷於困惑不安之外，還有更重要的事，可以幫助自己走出情緒迷宮。

首先讓自己從驚慌失措的情緒中慢慢沉澱下來，做個深呼吸，把飄散的思緒拉回來，安穩身心的狀態。這時候若能清楚知道不安和情緒從何而來（癌症對情緒和生活造成的影響），正走向哪一條道路（評估治療方式），即將去到哪裡（對於未來的美好規劃），同時觀察哪裡有前人遺留下的足跡（尋找資源），前進時從哪裡可以看見陽光（希望），就能隨著光源慢慢爬出深淵，把眼前的危機化為轉機，讓人不再感到徬徨驚惶，重新找回存活的信心與意義。

害怕復發，要怎麼做？

「癌症治療好了之後，為什麼還會復發或轉移呢？」

「因為醫師只治療你的疾病，卻沒有改善癌症賴以生存的體質……」

上面是某則廣播中的台詞，不能說完全不對，某種程度上也提到了關鍵點。

◈復發？轉移？還是第二個癌症？

老人家罹癌後治癒又復發的機率，其實跟一般族群差不多，沒有太顯著的差異。只是不同的癌症別，有不同的表現型態，連復發率也不一樣，病人可能在十幾二十年前就有罹癌病史，中間雖然治癒了，後來卻因為身體老化的過程，令癌症再次復發。

身體內長出惡性腫瘤，是因為細胞發生癌化現象，哪一個器官的細胞癌化了，就會形成該器官的癌症，當該器官的癌細胞跑到另一個器官，就叫做轉移。

復發是在原本罹癌的地方，再次重新生長，但是也可能出現第三種狀況，例如：病人本來肝臟有癌細胞，結果發現肺臟也有癌細胞，且以肺癌的形式展現出來，這樣的話就不是轉移，而是第二個癌症！

所以，一個人身上可能存有一個、兩個、三個或數個癌症，端看它是從哪個地方顯現出症狀。

以往總認為是不是癌細胞沒有殺乾淨，所以才會導致復發，然而事實並非這麼簡單。以肺癌為例，當癌細胞被化療藥物殺光殆盡之後，可能還有其他正常的肺細胞正蠢蠢欲動。

病人因為菸齡長達三十年，才導致第一批細胞產生癌化現象，假使往後生活習慣持續不良，或是處於惡劣的環境因素，那些還沒癌化的細胞，難保不會受到過去和現在毒素累積的影響？所以，當第二批細胞也開始癌化的時候，疾病就會再度復發。

由於癌症治療後，還有可能隨時復發，因此過去有些人認為患上癌症，就等於是絕症，在於它不可能被百分之百的完全治癒。

只要不是全身到處都是腫瘤細胞的嚴重程度，現在醫學技術是可以做到清除癌細胞，但卻無法避免其他正常細胞的癌化現象。

從治療穩定到復發的中間，還有一段過程稱為存活期，雖然身上沒有癌細胞了，仍保有一張癌症的重大傷病卡，儘管只是預防作用，卻令人彷彿有種「等待復發」的感受，因此心態上會永遠抱持「我是癌症病人」的觀念，就會讓心理認知影響到生活層面。

由於近幾年癌症篩檢推廣得如火如荼，很多人檢查後，馬上就能發現早期癌症，不像以往一生病已經屬於後期了，早期發現、早期治療，中間的存活期也跟著拉長。

面對身為「癌友」，其實可以不用那麼恐懼。以乳癌來說，過去較少篩檢的年代，通常等到腫瘤被發現的時候，已經是二、三、四期了，而且合併有轉移狀況，如今能夠落實癌篩觀念，不管是大腸癌、口腔癌等，及早發現的時候，可能只需要處理一個小範圍，甚至在零期階段就被發現了，醫療處置也相對簡單許多。

情緒案例04

死亡，沒有那麼容易

有位年紀快七十歲的女老師，剛從學校退休沒多久，卻在一次檢查中發現自己得了乳癌。

「不管是開刀，化療、放療或荷爾蒙治療，我都願意配合！」積極樂觀的她，這麼告訴醫師，可說是一位「很乖」的病人。

治療一段時間之後，醫師對她說：「現在，妳的身體都沒有癌細胞了，指數很正常，恭喜妳！以後只要每三個月追蹤一次就好了！」

女老師非常高興，也繼續參加社交活動，一切狀況都很美好。

但是，六個月後的追蹤檢查，竟發現癌症復發，而且合併轉移。

「我不要治療了！你看，半年就轉移了，表示我的癌症非常嚴重！」復發後的她，態度全然丕變，進到診間後，一臉沮喪地對著醫師說。

「那麼就不要再做無謂的醫療了！」由於她明白也接受「拒絕無效醫療」的概念，於是要求主治醫師只做安寧療護。

「不如我們就依你的想法，先讓妳去住安寧病房好了？」

於是，她住進了安寧病房。

沒幾天，因為女老師一直要求要安樂死，因此會診了精神科醫師。

「我可以自己選擇安樂死嗎？都住進安寧病房了，還能怎麼樣呢？這麼快就復發了，一定會死啊！」她發牢騷地說著，一旁的老公只是默默地陪著。

「妳現在住進安寧病房，只是因為不想治療，對吧？依妳的狀況，就算什麼治療都不做，應該也可以活一段時間才對，以分類來講的話，遠端轉移加淋巴轉移，應該是第四期，可是按照妳的體能和各種狀況判別……」醫師對她說。

談完之後，精神科醫師一個診斷：「妳最大的問題，應該是得了失志症候群！失去生命的鬥志，內心充滿無望感、無助感，因此覺得活著很困擾。」

「對，就是這樣子！」她睜大眼睛看著醫師，一旁的老公也順勢點點頭。

「現階段是沒有什麼藥可以治療，但是再這樣下去的話，我怕妳會得到憂鬱症，加上妳有一些輕微的疼痛，所以我開一個低劑量的抗憂鬱劑，幫助止痛，並預防再往下走到憂鬱症，一天只要吃四分之一顆，幫助妳改善睡眠好不好？」她點頭答應了，一臉疲憊的先生彷彿鬆了口氣。

打開心結的她，沒多久，就離開安寧病房，開始後續的癌症治療。

由於轉移到骨頭，不能再動手術，只做放射治療，殺死局部癌細胞，減輕身體的疼痛感，再搭配荷爾蒙製劑與相關措施繼續治療，同時她固定回來看精神科門診，也願意多談談目前的生活，像是恢復社交活動，參加合唱團等等，讓復發後的治療時光，也能夠做些喜歡的事情。

死亡，不是件可以隨意決定的事！心中存有希望的話，人生就還很長。

情緒便利貼六

失志症候群 (demoralization syndrome)，是一種心理狀態，在一個人面對慢性嚴重疾病時，會持續出現存在的痛苦感，覺得無助、無望，並且找不到生存的目標和意義。

失志症候群與憂鬱症不同。憂鬱症的病人會感受不到快樂，整個人會低潮，是一種神經功能也變得遲鈍的現象。然而，失志的病人並未到神經功能衰弱，而是找不到為何要受苦的意義。例如，對失志症候群的病人說笑話，病人依然能哈哈大笑，甚至也能侃侃而談，只是病人覺得這樣沒有意義。

因為失去生存的意義，有些陷入失志症候群的病人會出現輕生的意念，甚至會做出自殺的舉動。因此，如果出現失志的現象，還是要和心理腫瘤的專家會談。

復發後，該怎麼想？

當疾病復發後，病人會有什麼樣的反應可說因人而異，有些人會再次面臨死亡的威脅感，對未達之前治療期待的挫折，或者是必須重新再接受治療的焦慮感。這些會影響病人的疾病適應行為，有些人會選擇拒絕可能的治療嘗試，認為「既然復發了，就代表沒希望了」；有些人則繼續積極地嘗試不同的治療方式，並配合再次調整生活步調。

面對病人出現更強烈的情緒反應，有時會讓家屬也陷入一種「既然治療這麼辛苦，是不是到了該放棄的時候了？」。這就是如同前面所說的，因為原本抗癌的信心被擊垮了，但並不代表癌症病情已到不可治癒的地步，二者是有所差別的。

◈保有積極治療心態，視疾病狀況納入安寧療護

初老、中老、老老三個年齡層的老人家，在復發後的狀況也不太一樣，初老階段通常還有一段較長的存活期，老老階段可能就稍短一些，畢竟身體狀況還是有差別，加上老人家在復發之後，體力上也支撐不了，比較容易傾向「我不要再治療了」的想法，甚至很多人會告訴醫生：「我已經有心理準備，可以接受這個事實！」有些人可以配合安寧緩和療護，有些人則是希望早日解脫。

在這裡要先提一個「安寧療護」的概念，很多人會認為，接受安寧療護就是到了疾病不可治癒，或死亡不可避免的情況，事實上安寧療護概念也是一個症狀控制的概念，在一開始癌症治療的過程當中，病人的舒適感以及情緒的照顧就應該被納入考慮。「安寧療護」的概念隨著癌症病情的變化，尤其進入復發階段時，就必須被更慎重考量。

（更多安寧療護的說明詳細可參見PART 5——善別：末期癌症治療轉向的情緒照護第五扇門。）

此時，醫師會回頭評估治療歷程，有些使用傳統藥物還是具有效果，傳統的化療是屬

於攻擊性武器，可以全面殺死細胞，卻也造成兩敗俱傷。有些則換到標靶藥物，被歸類安寧療護的緩和概念，在於讓癌細胞無法繼續增生，同時不像治療年輕人一樣給予太強的劑量，以「穩定期」的概念——我殺不死你（癌細胞），你（癌細胞）也殺不死我，讓病人維持住身體狀況，而達到穩定效果。

在癌症復發之後，不管是進行何種後續治療，心裡面都要先做好心理建設——目前已經走到安寧療護的一部分，保有積極正向面對疾病的態度，同時也接受安寧療護，兩邊雙管齊下，才是對病人最大的福祉。一如東方的太極，既有光明，也有黑暗，唯有達到互相融合，才能創造平衡。

想要在復發階段找到治療的平衡感，需要再次回到之前講的醫病共享決策（SDM），醫療端告訴病人各種治療的可能性，病人同時也在理解之後，評估並選擇進行哪一種治療模式。

當醫師發現病人有很多疑問時，不管是對自己的病情的不知所措，或對醫療團隊失去信心，在目前的醫療現況下，一般醫師會鼓勵病人要尋求第二意見，甚至也會委婉地對病人說：「其實你可以諮詢其他醫師……」，但態度上不能讓病人認為：「醫師是不是想要放棄我？」最後，回歸到醫師、病人、家屬三方一起討論，做出對病人最好的治療決策。

◈團體支持，引導正向思考

也許有人會問：「參加病友會，有其必要性嗎？」

癌症治癒之後，恐慌「復發」這件事情，可能會對生活帶來極大的困擾，因此最好的方式就是參加「病友會」，感受到大家同在一條船上，但現在順利生存下來，也都康復了。

當一個人的時候，會覺得全世界只有我在生病，很容易流於負面思考，承受著心理壓力和痛苦，或是不願意認同自己的疾病角色，困在可怕的情緒當中。若是參加團體可以認識很多人，而且大家具有普同性，比較不會自怨自艾。

再者，平常講一些治療過程和艱辛，沒有經歷過的人可能無法體會，但是病友會裡的夥伴都能理解，所以情緒上會獲得強力的支持。另外，病友會中有各式各樣的資訊，而且大多有醫師在幕後支援與協助，錯誤資訊將大幅下降，也能夠得到比較好的醫療資源。

現今的病友會朝向多元化發展，不只有基本支持和訊息交流的功能，近年還發展出各式各樣的服務與活動，甚至區分為區域組織、全國性組織、世界組織，舉辦世界大會等，可說相當活躍。

所以，如果生病者參加自身癌症別的癌友會、相關基金會舉辦的活動，或是各種廣泛性癌症別的服務，可能會得到比較多的資源，對於癌症復發的焦慮也會大幅降低，更能輕鬆自在的面對人生，享受生活。

情緒便利貼七

復發會挑起病人再一次接近死亡的恐懼，而且是很強烈的感受，當他沒有辦法挑戰成功的時候，就可能對未來產生一種悲觀的想法，充滿無力與無助。

臨床上的案例，經常看到他們容易選擇放棄的姿態，來面對這些生理和心理的衝擊，重新評估病況及擬定治療決策，並適時加入安寧療護的症狀處理概念能有效地協助長輩在面對癌症復發階段的疾病適應。

很多長輩在治療完之後，依然表現出正向的態度：「生命走到此，我就是好好活著」跟年輕人面對存活期的想法，「我還年輕，有自己的未來要發展及開創」的狀況不同，老人家因為體認到年紀已大，對於生命的發展有一定程度的理解，對他們而言，生病所帶來的得與失或許已經不在於是失去多少，而是如何保有仍然可以維持的生活品質。

回頭來想想，「我就是好好地活著！」每天把自己照顧好，更加注重自己的生活、飲食，不也是一種面對人生最後風景，最好且具有智慧的方式！

照顧者和被照顧者情緒紓解的第四扇門

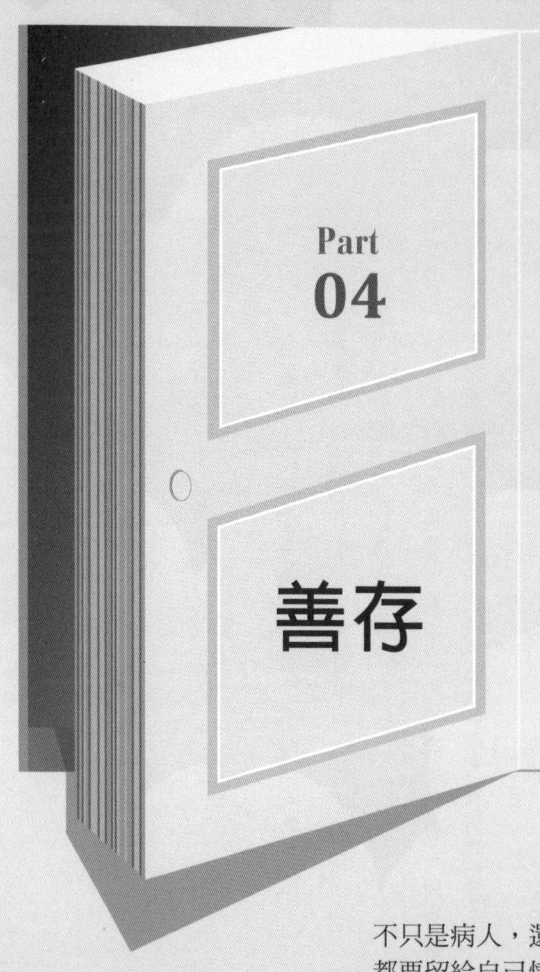

Part 04 善存

不只是病人，還有陪伴的家人，
都要留給自己情緒喘息的空間。
打開「善存」的大門，
找到紓解身心的出口。

長期照護的身心負荷

俗話說：「夫妻本是同林鳥，大難來時各自飛。」

更常聽一些老人家掛在嘴邊：「久病床前無孝子。」

難道，生病是一個沉重的負擔？

因此，如何為這些沉默辛勞的照顧者打氣，同時讓生病者重振面對疾病的勇氣，就是當前最重要的課題……

◈當兩位老人家互相照顧

如果是一對年長的夫婦，其中一個生病的話，另一個沒有生病的人就會充當起照顧的工作，但這個陪伴者也需要時常給予關懷與鼓勵，因為實際上他沒有比真正的病人過得更好，心理上承受了病人的壓力，也可能還要承受生活上面臨的巨變，甚至這個陪伴者可能本身也有病痛在身。

由於病是「比較」出來的，兩個身體狀況都不佳的老人，只是看誰的病比較嚴重，誰的比較輕微一些，例如一個癌症，一個高血壓；或一個癌症，另一個糖尿病，那麼就由「疾病等級」較低的這一方，照顧較高的那一方，像是由高血壓患者來照顧癌症病人。

臨床上，經常碰到兩位年紀都大的老人家，太太是癌症末期，先生每天來探望她，後來先生也說：「其實我自己本身也是癌症病人……」才發現他其實也需要被照顧。照顧者最常講的一句話：「他沒有死，我會比他更早先走。」這份辛苦，似乎只有自己最能夠體會。

老人家相互照顧，會面臨一個實際的狀況，就是由於年紀及體力的限制，而影響病人的照顧品質，往往出現心有餘而力不足的情況。此時家屬必須適時地利用喘息資源，例如家人輪流照顧或聘用看護協助來減輕照顧負荷。

另一個部分便是長輩的情緒，年長者對於生病較易引發失落的情緒，當面對老伴罹病，看著老伴承受病痛的折磨，照顧者也難免感慨生命的無常，甚至擔心自己面對疾病來敲門的那一天。所以給予提供照顧的長輩更多的支持，甚至傾聽照顧者的需要，適時地提供情緒宣洩的管道，如親友的探視、經濟的支持，使老人家感到他並非孤單、獨自面對的。

情緒案例05

解脫並不是罪惡，是正常！

有一對老夫老妻，太太的身體狀況不太好，但丈夫罹癌，傳統觀念上認為身為太太理應負起照顧丈夫的角色，也該陪他走完最後一段路。

「我是不是不夠用心？難道我不夠深愛他嗎？不然怎麼他離開了，我卻沒有悲傷的感覺，反而感到輕鬆……」先生過世之後，太太心理上鬆了一口氣，卻令她產生極大的罪惡感。

她自己過不了這個關卡，於是跑回來找醫療團隊，甚至轉而指責醫護人員：「我覺得你們好像做的不是『安寧』，怎麼不像書上所說的，帶領我們做生命回顧？也沒有完成病人心願？為什麼我們在病房的時候，都沒有做到這一些呢？」

回想當時，因為她老公的症狀很多，令她忙得不可開交，為了減輕家屬的勞累，所以能夠休息的時候，醫護人員就讓她好好休息，不會再打擾她。

她的內心有一些沒有釋放出來的情緒，包括對老公的不捨，甚至是過去困擾她的事情，整個糾結在一塊，使得她無法及時反映出失落和哀傷。

「有些人因為悲傷比較深沉，不容易顯現出來，但是在照顧責任稍微告一段落的時候，才會有一種輕鬆和解脫的念頭……」安寧病房的社工師和她分享這種情緒展現的方式，發現到她轉為柔和的神情，就知道同理到她內心的感受了！

「這種感覺是正常的嗎？」她提出了疑問，聲音中有些顫抖。

「當然是正常的，疲憊了那麼久，突然之間可以喘一口氣，我想任何人都會有一種解脫、放鬆的感覺。」社工師繼續說。

「我一直以為是因為不夠愛他，甚至是沒有盡到身為太太的責任，才會對他的離去沒有感覺，如果是自然的，就沒有關係了，謝謝你們，真是不好意思。」這時的她才突然恍然大悟，臉上有些愧疚。

當釐清這種感受之後，她的情緒也就跟著放下了。

「我終於知道了，你們真的幫忙了許多！謝謝。」最後離開前，還向醫療人員深深地一鞠躬。

因為在那一刻，她被自己的情緒所困住，沒辦法面對自己在哀傷之中，竟然會有輕鬆和解脫的感受，而產生指責團隊的心理，然而醫療團隊承接住她的情緒，慢慢引導她，使她理解到這一切都是正常的狀態。

當她可以接納每種情緒都是一個過程的時候，好像也就釋懷了，一旦被釋放了，真正的情緒才得以跑出來，才能夠感受到：「對，其實我的內心是那麼的不捨……」隨後，就可以繼續過日子。

忍住悲傷，並非負責的表現，釋放情緒，依照自我的心意過活，每個人都有自己的路可以走。

情緒便利貼八

在照顧者面對種種不同的情緒時，我們都以為「悲傷」就是難過、哭泣、傷心，但是真正在哀傷情緒當中，所呈現出面貌可說相當複雜。

除了令人鬆了一口氣的解脫感，可能背後夾帶著一絲罪惡感；也會在孤單的過程中，令人覺得被拋棄了，而產生憤怒的表現，甚至出現矛盾、困惑的情緒。

當低落、沮喪持續發生的時候，還可能被誤以為是憂鬱症的表現，但背後可能不單單是憂鬱的因素，其中流動了很多複雜的因素，而且不是固守在某一個情緒點，例如孤單的同時夾雜著憤怒和沮喪，所以整個悲傷情緒可以是複雜又多樣的面貌。

◈中年子女照顧罹癌父母

另一種更為普遍的例子，是由中年家屬擔任照顧者的角色，在這裡我們提出兩種狀況，首先，當子女本身有工作及經濟壓力時，子女無法成為全職照顧者，此時的照顧可能出現空缺，但一時之間也沒有其他可以取代的資源或方式時，子女最常出現的是焦慮及兩邊奔波的疲憊感，以及無法盡心照顧父母的愧疚感。面對這樣的情緒，身為子女必須理解情緒其實是來自於面對現實困境的壓力反應，與其用逃避的態度，否認自己的無助，倒不如以正向的態度去修正對照顧的期待，同時也讓父母知道沒法全職照顧，並非不關心他們，即便人沒有隨時在身邊，但關懷一直在。

另一種狀況是子女家中另有其他需要照顧的成員，例如年幼子女，或另一位生病的家人。此時子女容易有蠟燭兩頭燒的負擔，對罹癌的父母而言，有時候會出現比較的心態，但子女卻因此而產生更大的壓力或無奈，畢竟對子女而言，他已經隨時都處於提供照顧的角色。面對這樣的狀況，我們會建議子女先照顧好自己，畢竟有健康的照顧者，才能維持良好的病人生活品質。

有一天患病的老人家離世了，照顧者除了哀傷，某些情境也會有罪惡感，覺得當時是不是可以更用心些，當然也可能有鬆一口氣的感受。

我們常常在講的「哀傷」反應，其實是一個連續性的情緒表現，在各種情緒中，我們想多提一下「解脫感」。家屬不是因為病人過世了，而感到真正的經鬆，而是那個當下，內心產生一股複雜的哀傷反應，一時之間要整理好多情緒。因為整個過程中，夾雜著許多愛恨情仇，還有在照顧當中衍生出的糾結，讓人一下子沒有辦法真實反映出當下內在的感受，只覺得可以暫時放下罣礙。

但是這個「解脫感」不是永遠的狀態，在轉換與調適的過程中，還會出現陸陸續續的哀傷反應，背後有著罪惡感，甚至孤單的感受，像是「命運為什麼要捉弄自己」、「好不容易已經做到這樣子了，為什麼最後還是被拋下，只剩我一個人」之類的想法。

情緒案例06

只是，太害怕失去

有位兒子剛結婚沒有多久，媽媽卻得了癌症，雖然感到非常意外和突然，身為長子的他也承擔起責任，和太太一起照顧媽媽。

「婆婆只要照著醫師的進度，好好治療就好了！」太太輕聲說著。

「妳說什麼？妳是不是嫌麻煩，不太想要照顧？」內心突然湧起一陣憤怒，他忍不住大聲起來。

由於父親在他很小的時候就過世了，媽媽很辛苦地把他帶大，因此非常在意媽媽罹癌這件事，也希望太太能夠一起好好照顧媽媽。

可是偏偏老婆對於這件事情看得沒有那麼重要，畢竟兒子和媽媽的連結，跟媳婦對於婆婆的感情，有著不太一樣的層次。

當時這位媽媽的癌症大約是第二期，也沒有惡化到相當嚴重的程度，媳婦覺得遵照醫師的醫囑治療就好了，從某個角度來看，媳婦呈現出來的輕鬆態度，說不定只是想要緩解痛苦的情緒與緊張的壓力。

可是對於這位兒子而言，就顯得無法接受，認為怎麼可以這樣子呢？過程中時有爭吵，兩人的內心也產生了不小的嫌隙。

只是沒想到治療過程並不順利，不論是化療、放療的效果都不臻理想，腫瘤惡化的速度很快，隨即就走到末期階段，從發病到過世大概只有短短一年半。

情緒案例06

當初醫療團隊建議他的媽媽接受安寧療護的時候，媽媽自己看得很開，明白生命無常的道理：「我自己一個人也撐得夠久了，因為老公早早就過世，孩子們都長大了，兒子也結婚了，沒什麼好遺憾的……」所以同意接受建議，轉到安寧療護。

可是，兒子非常不能接受媽媽罹癌，遲遲無法釋懷，甚至把脾氣遷怒在老婆身上，使得老婆後來非常怕他，只好躲回娘家，深怕老公失手對她暴力相向。

其實，這正是預期性悲傷的呈現，兒子知道媽媽快要離開了，無法接受「失去」這件事，於是反應出極度憤怒的情緒。

媽媽快要過世前，兒子來到精神科門診求助，醫師也開藥給他。

「你自己也有一點年紀了，要好好睡覺，不要太操勞，把自己弄垮了。」醫師對他說。

他不發一語，只稍微點點頭就走了。過一段時間，媽媽就在醫院中過世。

大約一個月之後，他再度回到精神科門診。

「我現在在辦葬禮，沒有辦法跟你講太多！」他說。

「為什麼？」醫師問。

「我還沒有準備好……」他有點遲疑地回答。

「你老婆呢？她有回來嗎？」醫師又問。

「我不想追究她了，她要走就走了，寄一張離婚證書給她了！」他的語氣中帶有一絲憤怒與埋怨。

「沒有其他更好的方法嗎？」醫師又說。

「這麼短的時間內，我媽媽生病死了，太太又不關心，在最後緊要關頭的時候跑回娘家。我對她最大的寬容，就是寄一張離婚證書，也不想再追究任何事情了！」他氣憤難耐地說。

「你這樣講，我能夠理解。」醫師試圖緩和當下的情緒。

「過去一個月，你都做些什麼，每件事都有在軌道上嗎？」一個月後，他又回來門診，醫師用問話幫助釐清糾結他的事情，同時陪伴他走出情緒的低潮。此後，門診持續了一年的時間，從媽媽過世、葬禮、財產、房子等事情處理妥善之後，他才真正回到正常的生活軌道上，他也在這一年內慢慢調適並重建他的人生。

有時候，我們只是不能接受「失去」，透過時間的撫慰，習慣新的人生，那就能走在自在的道路上。

為彼此的情緒解套

當我們被情緒困住了，覺得就要爆炸或陷在哀傷之中，該怎麼辦？生病讓一切跟著停擺，該如何讓彼此保有生活品質的活下去？

家屬的情緒壓力該如何紓解？工作若無法兼顧該怎麼做？在個人的追求上，若是和照顧患病長輩產生牴觸的時候，要如何權衡與取捨？

◈給照顧者：為自己留一些喘息空間

無論是上述哪一種型態的照顧者，首先，照顧者要先盤點目前的生活，規劃並創造出一個新的生活型態。

人都會有生活慣性，當慣性被打破了，就會感到手足無措，所以必須趕快盤點生活，畫出一個新的時間表，不管是有形或無形的，每天、每週該做些什麼。同時，心態上要開始認知到勢必會面臨一些改變，當新的時間表成立後，時間到了，就做什麼事情，按表操課就不會使自己陷入一片混亂。

大多數人會習慣躲在安全的範圍之內，認為過去的安全是自己可以掌控的，但是面臨一個必須有所改變的時刻，不可能繼續躲在舒適圈，勢必要做出一些調整。某個程度上，調整就意謂著改變，改變則是人們面對危機的應變處理方案，但是變好或變壞尚未可知。

當新的時間表擬定完成之後，接著有第二件事情要面對，就是找出零碎的小時間跟小地方。小時間，就是一個讓人放空或是放鬆的片刻；小地方，則是某個只屬於自己的角落。

這裡說的小時間和小地方，是指「具體的」時間和地方，不是抽象概念，即使身在醫院，有可以找到適當的小小空間，像是宗教室、咖啡館、空中花園等，只要找到那個空間，哪怕只有十分鐘，給自己一個喘息的機會，不管是待在那邊喝杯茶、冥想、禱告、沉澱，或是發呆，什麼都不去想，讓自己完全的放空與放鬆。

另外，還有一種調節情緒的方式，即是——正念（Mindfulness），可以在任何場合下，讓自己簡單快速地操作，透過觀察、調息、放鬆，並專注在呼吸的頻率，進而穩定身心。（詳細可參見【附錄一】正念和三心冥想減壓的操作方法。）

◈給被照顧者：進到創傷後成長的境界

老李每天早上五點鐘，就到榮民醫院排隊，同時和熟識的人閒話家常。

突然有一天老王沒來了，老李就對老張說：「怎麼好幾天沒看到老王了？」

老張就說：「因為他最近生病了！」

這是過去很常聽到的一個故事，其實呈現出一種老年生活的狀況，老人家過去可能很封閉，也缺少新的刺激，於是沒有太多的社會連結，但是突然之間，因為生病的關係，開啟了自己與社會的連結，有了新的學習可能，可以把它當成生病帶來的某種好處。

過去曾做過一項研究，當生病者發現到生病所帶來的好處，就越容易在生病之後成長，特別是靈性上的成長，也被稱作「創傷後成長」，亦即生病之後帶來的好處，將帶領病人進到更高層次的境界。

「創傷後成長」延續著「復原力」的概念，但兩者不太一樣，復原力只有復原而已，「創傷後成長」則更高一階。一個人受到挫折、受傷了，光是復原到原先狀態還不夠，而是重新振作起來後，還能出現「超越性」，面對一切的眼光不同了。舉例來說，抗癌鬥士就是「創傷後成長」的見證，他們對於生命的想法已經到了更高的境界，願意奉獻或展現出生存的更大積極意義。

有些人對抗癌鬥士的定義，仍然停留在「打勝仗」這件事上，但是「打敗仗」真的就是輸嗎？打敗仗也是一名鬥士，他們在戰場上的表現，展現出偉大的意志和韌性，可以說當之無愧。

這場戰爭最後的結果，會帶我們到達怎樣的前方？關鍵不在輸贏，輸不是真正的輸，贏也不是絕對的贏，表面上看到的事實不一定是真相。有些人好像看似治癒了，事實上情緒卻一蹶不振；有些人好像最後敗給了癌症，人還是往生了，可是在抗癌過程中達到靈性的提升，對於整個人生的看法，走到了不同的境界。

癌症帶來的死亡威脅，造成人們對它的恐懼，可是越到後面，病人可以學會超然地看見生病帶來的好處，然後留下生命的意義。

人們在兩種狀況之下，會比較趨近於靈性的境界，一種是年紀稍長的時候，一種是即將面對死亡的時候，罹癌長者所面對的狀況，可說是結合了兩者。

有時候，老人家的想法變得遲鈍，使他不像年輕人那麼靈光，可是卻能領悟到一些東西，但無法用言語清楚說出來，這些人生概括的集合，在面對重大事件衝擊時，可以在老人家的內心種下安穩的力量，使人無懼，也使人展現出生命的厚度。

情緒便利貼九

老年病人極少會說出自己有靈性的話，反而是周圍的人會認為老人家可能有宗教信仰的需求。然而，通常做子女的，是很難和父母討論所謂的「靈性話題」。

然而，在生命最後的旅程，如果兒女能陪伴他們回顧人生，不但能夠增進彼此的互動與親情，甚至能夠促進他們在言談之間去建構自己生命的意義。

肯定自己的生命意義，超越生死的界線，是最美的靈性。

末期癌症治療轉向的情緒照護第五扇門

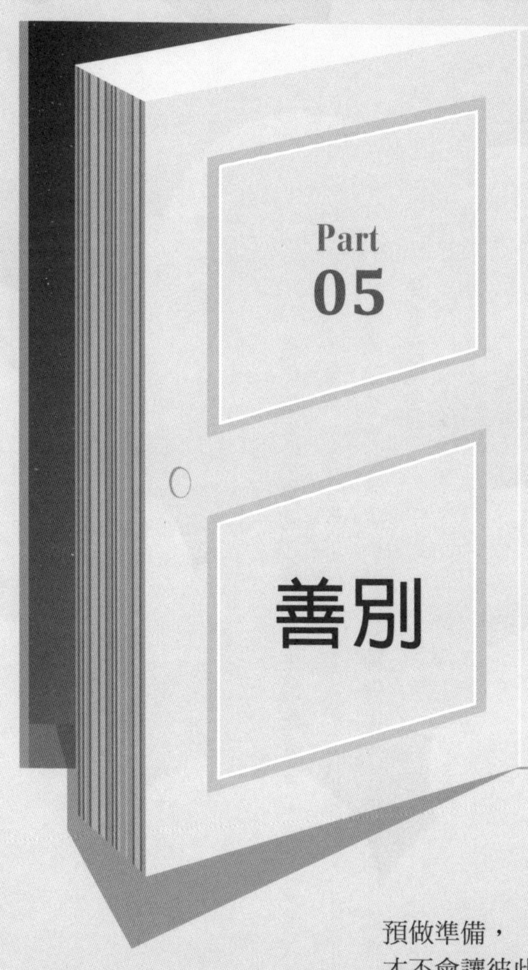

Part 05 善別

預做準備，
才不會讓彼此留下遺憾。
打開「善別」的大門，
釐清問題，確認決策，
為善終預做準備。

病房中的家庭會議：**誠實面對，勇敢接受**

我們總可以看到，儘管癌末的長者曾表達不願急救的聲明，面對生死交關的時刻，親人們依然難以放手，不願意放棄最後一絲希望，要求醫師做出心肺復甦術、插管治療等無效醫療。

如何讓家中長輩在有生之年，最後得以安穩地走向死亡，邁進另一段未知的旅程，需要家屬、病人和醫師之間妥善地溝通，多方面考慮到治療意願、生命尊嚴、親情期待、醫療現實等種種環節，誠實面對，勇敢接受，才不至於在末期階段手足無措，結果產生化不開的遺憾。

◈ 末期病人無法做治癒性治療的心理準備

一般而言，癌症初、中期多會選擇積極的治癒性治療，展開全方位的作戰策略，然而若是病情已經進展到末期階段，除了在治療上的考量外，在預期性悲傷的因應，需要先有所準備。

老人家在面對癌症末期的階段，根據病情知情與否會產生三種狀況，當他不知情，但能感覺到，這是一類反應；另一類他知情，也感覺到了，又是另一類反應；至於不知情、也沒察覺病情的老人家，大部分狀況可能是失智或已昏迷的狀態。

上述三種狀況，最困難的是第一種情況，在於老人家察覺身體的異狀，但對於病情卻不知情的狀態。這種狀況通常是因為家屬刻意要求隱瞞。這一種情況不管是對患者自己本身、對家屬、對醫療團隊而言，都是很大的挑戰。面對這種情況，我們建議家屬盡量讓醫師能夠慢慢告知病人病情，以協助病人面對末期的疾病適應。

此外，照顧者或家屬的心理與情緒支援，在末期的階段更要特別留意。先前因為種種原因，平常可能都刻意不談死亡議題，等到這件事真的越來越接近了，才會不得不去想該要怎麼做。然而，因為癌症末期病情變化通常較癌症初、中期來得快速，症狀也更複雜，照顧者或家屬在此階段常會措手不及，疲於應付接踵而來的病情變化，以致於心力交瘁，無法再負荷且思考不同的醫療照護理念。因此，在平常開始加強生死終身繼續學習，才能對末期癌症照護模式有所概念，達到癌症全程照護的心理支持。

過去國人的社會風土民情，就如同很多電視劇的劇情一般，在面對親人病危的情境之下經常出現的畫面是——醫護人員在急診室或病房急救，家屬在外面苦苦焦慮等候，坐立難安，而讓情緒帶動認知，要求醫護人員，期待他們一定要全力搶救，認為放手就是對親情的一種放棄。然而，隨著生命教育與知識的提升，我們逐漸了解「生死有時」的生命藝術，對於無謂的搶救生命也開始有更深切的反思。

其實，冷靜地來思索，癌症病程進展在某種程度上是可以預期的，也因此提供了一個很好的機會，讓我們在面對末期以至於臨終的階段可以提早有所準備，甚至與醫護團隊溝通，不必像上述情境中的慌亂搶救，失去了最後與親人陪伴及相處的機會，以致於無法達到善終的目標。

◈病人最後的生命規劃，由誰主導？

討論到病人生死的「決定權」，現今大多成了法律條文的探討，像是《醫師法》、《醫療法》、《病人自主權利法》、《安寧緩和醫療條例》等，家屬們在法律規範和親情倫理兩端衡量擺盪，難以決定，有時難免有所爭議，醫療現場的醫護人員更是如履薄冰，一方面要考量病人的最佳利益，避免無效醫療對病人造成的傷害；另一方面亦必須與家屬同步，達到尊重病人與家屬的醫療自主權利。

理想上，我們都知道病人對自己的醫療決策應該有絕對的自主權，這是一種生而為人的基本人權，也是醫療上對病人最大的尊重。然而，由於病情的影響，削弱了病人的醫療自主決策能力；再者，病人在家中的角色地位，種種家庭的因素亦影響了病人的醫療自主決策權利。此時便會出現家屬成為病人的醫療代理人，這時主要決策者就由病人變為家屬，而這位醫療決策者的負荷也相對升高。當病人的醫療決策需要由家屬共同協助的時候，醫療團隊就可以啟動機制，由醫師、護理師、社工師和心理師與病人家屬一起召開「家庭會議」，把現有的病況與接下來的醫療方向共同整理與討論。

◈緩和醫療家庭會議的決策重點

臨床上有一種比較接近的措施，由癌症治療原團隊發動的「緩和醫療家庭會議」。

在病人病情出現可能是關鍵性的轉折時，就可以啟動這個機制，這個時機點可以讓病人與家屬一起開始思考後續作為，應該開始接受緩和醫療，或是持續地治癒性治療。確認下一步究竟該向左走，還是向右走？

理論上，因為牽涉到決策，希望病人能在場參與整個家庭會議，由他自己做出決定是比較好的方式。若是只有家屬在場的話，病人已經無法加入討論，就代表時間上有些晚了。「緩和醫療家庭會議」中可以討論的議題，除了是目前的治療狀況外，亦同時進一步說明了接下來病人可能的病情變化以及治療方向的選擇。家屬在這一個階段，可能可以思考的方向，例如：

一、維持目前的醫療，直到無法抗拒之死亡。

二、依「安寧緩和醫療條例」之規定，選擇不施行心肺復甦術或維生醫療，即「在臨終、瀕死或無生命徵象之病人，不施予氣管內插管、體外心臟按壓、急救藥物注射、心臟電擊、心臟人工調頻、人工呼吸等標準急救程序或其他緊急救治行為」，或「原施予之心肺復甦術或維生醫療，予以終止或撤除」。

三、依「安寧緩和醫療條例」之規定，選擇「原施予之心肺復甦術或維生醫療，予以終止或撤除」。

四、辦理自動出院，留一口氣回家，在家中往生。

家庭會議的另一個重點，在於當病人與家屬得知這已經進入一個疾病重大轉折的階段，同時在心理上也產生了對未來的擔心，甚至焦慮，也就是我們所說的「預期性悲傷」的反應。因為知道在不久的未來，即將面對的是生命的重要課題，也就是和親愛家人的道別。此時及早加入心理層次的撫慰，從死亡的那一刻，往前延伸到「身心社靈」的全面照顧，進行早期安寧療護或早期臨終關懷，讓病人和家屬都能獲得情緒上的紓解。

◈家庭會議後的安寧共同照護及情緒照顧

當病人和家屬逐漸地認知病情已進入到末期階段，此時對於疾病的關注就會進入到心理層次。當醫療團隊在這個階段進入，不只關照了病人本身，同時解除了家屬的疑惑、擔心、焦慮，給予情緒上或實質操作上的建議與回饋。

許多國際研究共同指出一個重點：一名癌症病人接受所謂傳統的治癒性治療，若能在一開始就加入所謂的「早期安寧療護」或「心理腫瘤醫學」概念的話，跟純粹只做癌症治療的病人，兩者相較之下，前者因為情緒上得到了舒緩，存活時間會比較久，而且症狀控制、生活品質都較好，醫療處置也更為精準，不會做一些無效的醫療，又能延長存活期。

對於尚未達到生命終點的人而言，幾個月或許不算什麼，但面臨生命倒數階段的癌末病人來說，多了幾個月的日子，就可以多做很多事情，最重要的是，在最終階段可以獲得比較好的生活品質。

有些人會認為「安寧」和「治癒性治療」是一刀兩斷的東西，即使現在已有「安寧共同照護」的概念，還是會等到治療無效或無法控制之後，再來參加安寧共同照護，時間上都有些太晚了。

安寧共同照護是自二〇〇五年開始，台灣已有部分醫院有治癒性兼顧安寧緩和治療的機制，至於會採取何種方式，則視各家醫院的實際做法。

當病人還在積極治療的階段，醫生會用照會的方式跟安寧團隊（包括安寧背景的護理師、社工師、心理師、宗教團體）接軌，讓這個團隊可以接觸病人，此時病人雖然尚未轉進安寧病房，卻已開始慢慢接觸一些安寧的資訊，或是做一些症狀上面的處理或服務。

病人跟家屬或原團隊的醫護人員，會希望在病情末期接近臨終的階段，才會診安寧團隊。但是臨床上發現，安寧團隊越早加入會診，越能協助處理病人醫療溝通或心理層面的問題；當發生症狀處理不來的時候，安寧團隊的醫師可以提供調整藥物的建議，使病人的症狀改善許多。

在這個階段病人與家屬經常面臨的情緒反應有：「混亂」——面對病情階段性的變化，要承受的資訊過多，一時無法吸收；「討價還價」——想要透過更積極的治療讓病情恢復上一個階段，但又怕此時的遲疑造成病人更大的受苦；「無所適從」——認知上了解病情的進展，但無論在照顧方式或心理調適上都顯得無所適從，以致產生極大的焦慮；「憤怒」及「不甘願」——之前治療的努力與期待似乎都化為烏有，找不到繼續努力的意義。以上的情緒反應只是此階段的冰山一角，更大的原因其實來自於，對於即將面臨親人離世的預期性悲傷反應。心理照護的介入透過會談、生命回顧等方式，能夠協助病人與家屬逐漸釐清這些複雜情緒背後的期待，同時尋找此階段的希望感，進一步找到面對疾病適應的情緒出口。

如果說醫院本身有安寧團隊之外，還有心理腫瘤學的服務照顧，這可以讓病人與家屬得以提早習慣有心理師、社工師、個案管理師的介入，常常有人關心病人和家人的情感層面，接受必要的協助。如此一來當病人與家屬後續要接軌到安寧階段的時候，銜接上都會比較順利，因為他們已經習慣有人關心到心理層面，例如對病人生命的照顧需求、生活品質、存在意義及生命尊嚴及等等等。

◈ 轉往安寧病房的契機

一般聽到轉往「安寧病房」，一時會帶給病人或家屬巨大的衝擊，儘管病人已經和癌症纏鬥多年，家屬也知道相當辛苦，卻仍然不捨、放不下，客觀上明白已經走到疾病末期的階段，但內心不一定真的接受，專業的醫護團隊可以幫助病人和家屬接受這個狀態，啟動安寧緩和醫療的告知通常由醫師來做，但是接下來，團隊中的專業人士，包括護理師、社工師、心理師，甚至是靈性關懷師都會協助他們「真正接受這個事實」，看似簡單的一件事，但是從獲知病情走到可以面對並接受病情，已到達臨終階段，其實在心理調適上是一段極為困難的適應歷程，病人與家屬的心理都面臨了希望感與存在意義失落的危機。

家屬情緒的穩定是此階段能否順利適應的關鍵，因為病人因病情的關係，在此階段除了身體的虛弱外，心理承受著更大的情緒壓力，在面對病情無法再接受積極治療的失落，同時死亡的威脅更加逼近，病人在情緒上便出現極度需要依附家屬的支持。然而，家屬本身也有自己情緒上的課題要面對，除了給予病人支持外，本身亦有預期性悲傷的課題，可謂是雙重煎熬。

醫療團隊，在這個階段提供的支持，會在於重新協助家屬發覺個人或家庭的力量，透過過往生命經驗整理與家庭互動關係，來尋找支撐現有困境的力量。此外，因為此階段病人與家屬情緒上的緊密相互依靠，團隊亦會透過一些會談或活動協助病人與家屬開展此階段的疾病適應能力，甚至對生命的意義與價值建構不同的視角。

接受之後並不是就等死，等死不是安寧緩和醫療的作為。

那麼，接受之後要做一些什麼樣的事情？

第一步，先確保病人的生活品質。改善的重點，在於減輕病人症狀的困擾，以癌症來講是症狀的減輕與消除，包括噁心、嘔吐、腹脹（指腹部積水，很多癌症疾病會轉移到腹腔，產生腹部積水的情形）、呼吸困難、水腫、飲食困難、無法吞嚥、腸阻塞等，緩解這些症狀，才能達到真正改善病人的生活品質。

第二步，讓病人完成想做的事情。在生命終點之前，還有什麼事情要做的呢？趙可式教授曾提出「四道人生」——道謝、道歉、道愛、道別，給出了基本的方向。很多時候，在進行四道人生並不僅僅止於口頭上的表達，事實上，還必須評估病人到底在乎什麼？舉例而言，一個「道歉」背後蘊藏的意涵，可能同時包含病人與家屬雙方，對於事件重新的解讀與包容；而「道謝」的過程，經常夾帶著雙方歷經艱辛與體諒的互動事件。臨床上有些病人，年輕時衝動易怒，老讓家人傷心，對家庭的不聞不問，等到有一天自己生病了，甚至到了末期，家人卻必須回頭照顧病人，面對這樣的情景，病人難道心中可以坦然面對嗎？於是這種煎熬的情緒若經由「四道人生」的引導，協助雙方釋懷，對彼此而言，便成為此階段最重要的意義。

情緒便利貼十

不論是先前有沒有聽過「安寧療護」的宣導，面對長輩真的要接受安寧療護抉擇的時刻，都一樣還是會內心交戰。

當子女在天人交戰的時刻，我們建議不妨以「設身處地、將心比心」的方式，站在長輩面對疾病痛楚的位置來感受，這樣比較能夠貼近長輩的心意與覺知。

在了解長輩的處境後，再來將安寧療護的理念與醫療團隊建議的做法，一起放在內心的天秤琢磨評估，自然就能夠將自己與長輩同步。長輩需要「善終」讓人生圓滿，子女則是協助長輩善終的同行者。直到善終成為這段旅途的結局，子女就能無憾地繼續自己的人生旅途。

◈積極作為，改善末期病人的痛苦

老人家很容易因為自己生病，擔心拖累家人、子女，而想要提早結束自己的生命。如果病人的生命自主權來談自殺，在倫理學上，有一種「彰顯一個人的絕對自主權利」的意涵，但是就華人的社會民情而言，同意「一個人的生命是絕對個人的自主權」，尚有很大的爭議，難以在此討論出共識。

其實，我們應該要以病人為中心的思考模式，來探討為什麼一個人要自殺呢？最容易理解的原因，就在於病人覺得現在的生活過得太痛苦了，而自殺正是解決他痛苦的直接方式。換句話說，如果有別的方式可以解決他的痛苦，那麼病人何必一定要選擇自殺呢？

我們常常會把貧窮、感情挫敗等社會因素當作自殺的理由。其實，除了社會性層面以外，癌症病人大部分會因為身體病痛，以及對未來的不確定性，衍生出社會與心理因素。因此，認真解決病人的痛苦，陪伴病人一起面對不確定的未來，才是對末期病人最好的自殺防治。

有時候病人與家屬的壓力來自於對進入安寧療護的恐懼，因此若對安寧療護有更清楚的認識，則可以輕易地減輕這樣的困擾。此之前，曾談到安寧療護是「有所為，有所不為」，「有所不為」的事情就不做，至於「有所為」就要積極的做，因為癌症病人的情緒飽受疾病痛苦的影響，如果不積極面對他的痛苦，就很容易產生活不下去的念頭；病人不痛苦了，就不會胡思亂想，也減少產生自殺的想法。

◈ 預立安寧緩和醫療意願書

《安寧緩和醫療條例》二〇〇〇年訂立，二〇〇二年第一次修法，二〇一一年第二次修法，二〇一三年第三次修法。

過去的年代病人在末期臨終時，醫療上的執行通常是極力搶救到最後一刻。台灣目前的《安寧緩和醫療條例》，第一條開宗明義就說：「為尊重末期病人之醫療意願及保障其權益，特制定本條例。」讓醫療人員避免對病人進行「無效醫療」，反倒能積極地執行安寧緩和醫療。如此一來，才能在不同觀點的家屬間，幫助家屬一起來面對困難抉擇的時刻。

只是現今仍有許多家屬會區分為：「我不要電擊，但是要插管」之類的矛盾。其實在生命危急時的急救是一整套的醫療措施。病房中遇過家屬要求病危時給予急救，但同時又說：「我可以只電一下嗎？電一下沒有起來，就不要電了！」或是要求說：「可不可以還是繼續用升壓劑？」其實，這樣矛盾的想法與做法不只折磨著瀕死的病人，也拉扯著自己的情緒。家屬真正的放手，才能有真正的生死兩相安。

臨床上有兩種安寧緩和醫療表格，一個是「意願書」，另一個是「同意書」，「意願書」是病人自己的意願，所以必須由病人在清醒的狀況下自己簽署，家屬不能代表病人簽署「意願書」，家屬只有「同意」、「不同意」的權利，因此由家屬簽署「同意書」。但是「同意書」只有在病人已經無法表達其意識的時候，才能夠由家屬簽署「同意書」，倘若病人還有能力進行醫療決策的話，仍然應由病人簽屬「意願書」，而不是讓家屬簽「同意書」來代替病人的醫療決策。

「我的意願就是一切的答案！」當一個人意識清楚，可以表達的時候，應該以當事人的意願為主。

意願表達的形式有很多種，包括口頭、書面，或是直接註記在IC健保卡上面等等，目前臨床上，傾向以書面意願書及註記健保卡為主，但以法律的角度來講，凡是能夠清楚表達「我的意願」都算數，只是現實操作上，口頭意願表達很容易引發紛爭，因此建議以書面進行認證，甚至註記在健保卡為佳。

選擇好好地走，就是一種善待自己的方式，預立安寧緩和醫療意願書，預立的也是病人和家屬好好放手的心情。

（詳細可參見【附錄二】安寧緩和醫療條例。）

道別的練習，爲善終預做準備

不管是心理預備，還是實際預備，病人和家屬在面臨即將互道再見的這段時間，該如何完善準備？

不論老人家對於自身病況知情與否，面對癌症末期階段只有一個重點，就是「善終」，可是何謂「善終」？說得容易，做的時候到底要注意些什麼？好像並沒有一個確切的標準……

善終和善別，兩者很難單獨存在，子女盡全力讓長輩善終的同時，雙方才能好好道別。無論先前家庭的關係如何，最後的一刻圓滿，總是能減少遺憾，還能為生者未來的幸福留下伏筆。

讓我們從極端的狀況談起。中年的子女照顧父母罹癌，有一個狀況是非常難以想像的，就是更年邁的爺爺奶奶要面對已經年老而即將過世的兒女。一次面對二代的長輩，晚輩的壓力可想而知。然而，除非長輩已經有失智症等認知功能障礙，我們其實應該要試著相信長輩的人生經驗，以及相信所有生命的韌性。

情緒案例07

道愛，媽媽送給女兒最後的禮物

「媽媽，我因為生病了，需要到醫院接受治療，不過不用擔心……」有位六十歲的病人，即將不久人世，卻不敢告訴九十歲的老母親，怕她承受不了打擊，結果卻在臨終時刻的彌留階段走不掉。

「她有沒有什麼放心不下的？」護理人員趕緊問家屬。

「她媽媽還不知道她的狀況……」情急的家屬說著。

於是，他們決定把握最後的時間，趕快將病人的媽媽帶來醫院。

老奶奶一看到女兒已經呈現彌留狀態，整個人呆住。

「妳看妳女兒現在這麼辛苦，妳要告訴她，叫她放下，一路好走，我們都會好好照顧妳，請她放心！」一旁的人都勸著老奶奶。

「我不要，我不接受——」老奶奶呆站在那裡，怎麼樣就是無法接受，這一切太突然了，她要如何道別呢？

「奶奶，妳看她這樣真的很辛苦……」現場的社工師說。

「這是我最小的女兒，平常我是多麼疼她、愛她、呵護她，你們都叫我讓她走，可是她是我心頭的一塊肉……」老奶奶指著自己胸口，說了這句話。

「那麼不要說再見，我們去跟她說——妳有多愛她，好不好？」社工師輕聲地說。

她點頭說好，從病房外拄著拐杖，緩慢地走向女兒病房，沒想到她開口第一句話就說：「女兒，妳走吧！」

為什麼會有這樣的轉變？因為這個道別隱含著老奶奶對女兒真正的愛，就如同《聖經》故事中，兩個婦人爭搶著一個嬰孩，在難以區別誰是真正的母親時，所羅門王於是說：「那我將孩子劈成兩半，一人一半吧！」一位婦人害怕孩子受到傷害，於是對著所羅門王說：「我願意將孩子讓給對方，千萬不可以把孩子劈成兩半……」，這時發現她才是孩子真正的母親，因為當中隱含了媽媽對孩子的愛與不捨。

所以，當老奶奶走到病床邊要對女兒說說話，卻看到她躺在那裡受苦，自然而然就脫口而出：「女兒，妳走吧！」

所謂的「四道人生」，不是只是簡單講出「我愛你」、「謝謝你」、「再見」、「對不起」，背後還包含了更深沉的意義，重點在於病人或家屬的情緒有沒有被承接。

當每個人都要老奶奶讓女兒一路好走，但奶奶的傷心、難捨無處可去，也沒有人去承接，就在社工師聽到老奶奶說出「她是我心頭的一塊肉」，這塊肉她骨肉相連了長達六十年，如今白髮人送黑髮人，要說多痛就有多痛！

然而，這位老奶奶偉大之處在於生下一個生命，也好好地把它送走，展現出偉大的母愛，這也是她送給女兒最後的禮物。

◈家屬和長輩如何預做心理規劃

要能做到善終，唯有先好好的道別。

善終之前，老人家在意些什麼事情？他有沒有想要交代些什麼？有些人掛心親人，害怕孩子或配偶沒有辦法好好地生活下去；有些人擔心遺產如何安排與處理；有些人在意後事、安葬的形式；有些人掛慮在哪裡告別世界，是在家中還是醫院；有些人則急著想再完成未完成的事……各式各樣的狀況，每個人在意的事情都不盡相同，唯有在「善終」之前完成心願，才能讓他在死亡的那一刻，使之稱為「善終」。

因此，這段尚在人世的規劃，決定了老人家的善終是否能完成。

儒家有另一種說法：「慎終」，曾子曰：「慎終追遠，民德歸厚矣。」背後的意義與安寧療護的理念是一致的。

「慎終」是對親屬講的，病患本身期待的是「善終」，兩者在概念上有點不太一樣。

然而必須「慎終」才能「追遠」，「追遠」從某個角度來看，叫做後期的悲傷反應、悲傷處理、悲傷治療，傳統宗教習俗透過做七、做旬、百日、對年等習俗的落實，其實就是「追遠」的展現，唯有妥善地完成身前願、身後事，家人能夠好好地「追遠」。

因此，病人在重病末期到過世的歷程，是否能夠好好地、安祥地離開，對病人來說是很重要的一件事。

此外，還有一種說法是「壽終正寢」，從華人文化脈絡來講，「壽終正寢」的最好狀態是「善終」，亦即「死得其時」、「死得其所」。「死得其時」其中的「時」就是安寧講的概念，既不延長、也不縮短壽命，生命有它自己的時間，屬於一種照顧的最高境界。

「壽終正寢」說明病人雖然臥床已久，醫生或家屬有在幫忙做復健，讓身體不會緊繃，維持柔軟度，還可以躺正休息，很多長期罹病的老人肢體會萎縮、僵化。當病人尚有治療空間的時候，能夠讓他維持舒適感，並且進行適當治療。此時治療的重點，不在於治病，而在於療人，以人最大的福祉為依歸，有可能疾病的確是治不好了，可是這個人還保有良好生活品質的機會，提供治療免除痛苦。

在此基礎點之上，病人可以往生命靈性更高境界邁進，在最後的時間保有生命的價值，也讓家屬在心理上慢慢做好放手的準備。

情緒案例 08

唱首情歌給誰聽？放下掛念的老爺爺

有些老人家在年少時經歷過戰爭，他們說：「刀槍血雨都走過了，什麼場面沒見過？」臨床上有位罹患胃癌的老爺爺，就是早年從中國大陸「轉進」台灣（他不說「撤退」），軍人性格的他，知道自己得了胃癌末期之後，就不再吃飯了。

於是，醫院趕緊請社工師前來幫忙。

「爺爺好，您不吃飯，是不是有什麼事情？」社工師說。

他不理睬，第一次會面很快地結束。第二次社工師又前去探視他，爺爺依舊不願意多講，問不出什麼東西。

到了第三次見面的時候，不知道該如何開口，社工師只好跟爺爺說：「我剛剛在另外一個病房辦了一個活動，幫助一位病人完成心願。」

「什麼叫做心願完成？」爺爺突然提出疑惑。

「就是有一個年輕人生重病，時間不多了，可是喜歡聽一首歌，於是我們用那首歌辦了一個活動。」社工師接著說。

社工師很扼要地講了這件事，當社工師一講的時候，一旁的奶奶就說：「爺爺也是一個很喜歡唱歌的人，雖然是外省人，但是喜歡唱台語歌，例如《針線情》、《雙人枕頭》等等，這些歌他都很會唱……」奶奶陪在爺爺旁邊，給人慈祥和藹的感受。

「爺爺，您要不要唱唱看？」社工師試著問。

「我想唱另一首國語老歌《寄語白雲》，」他搔了搔頭，稍微清清喉嚨就開始唱起來：「縱然是往事如雲煙偶然你也會想起，那一段卿卿我我日子裡，總有一些值得你回憶……」

「爺爺，您唱得真好聽！」社工師大聲拍著手。

「我想告訴妳講一個故事，這個故事連我老婆都不知道。」打開話匣子的他，又假裝壓低聲音跟社工師說。

當年他參加國民政府的軍隊，打仗之後因為情勢緊張，軍隊要他們要「轉進」台灣，他利用了一點點時間跑去找未婚妻，對她說：「快一點、快一點，軍隊要走了，我們一起離開吧！」

畢竟當時兩人都太年輕，女孩子只是一直哭，爺爺只好說：「來不及了，我先走了！」自此和大陸未婚妻相隔兩岸，來到台灣的他也重新組了家庭。

「我的子女雖然沒有特別有出息，但也都奉公守法，只是心裡面一直放心不下在大陸的未婚妻，唱到《寄語白雲》這首歌，我就想到她。」老爺爺深情地說著，眼光泛起一片朦朧。

此時的爺爺已經七十多歲了，放不下的不只是當年的情人，更是自己個性中一種負責的價值。可以知道在人生的最後階段，需要把心裡面沒有完成的遺憾，獲得解決。

爺爺講完之後，心裡終於舒坦了，因為那是他深埋心中的祕密。

「奶奶，您聽到爺爺有這樣子一段經歷，會不會……」當下社工師趕快看看身旁的奶奶，社工師跟她說。

「那都是過去的事情了，我很感謝爺爺在我們成家之後，很照顧我和家庭。」奶奶只是笑了笑，大器地說也是第一次聽他講起這件事。

這些年輕時候的故事，也許是一個時代造成的悲劇，然而能夠再次「被聆聽」是很重要的一件事，這個「聆聽」代表他的生命價值和存在意義，就算沒有被圓滿或完成，至少他訴說了、交代了，於是也就放下、釋懷了。

◈好好的活，只求無痛心願

臨床上，在病床上翻來覆去、頻頻喊痛的老人家普遍有著「不再疼痛」的心願，家屬看到長輩如此不舒服，也會陷入是不是乾脆就此停止治療，讓他舒服離開的掙扎。

「為什麼病人非得受盡折磨，不能好好的活？」相信是多數人心底的聲音。

很多末期癌症病人都會發生「疼痛」狀況，但走到了臨終階段，使用嗎啡、鴉片類製劑來舒緩疼痛，多數人都會擔心成癮問題，是因為一旦開始使用嗎啡，劑量就會不斷增加，這與上癮的概念很接近，所以不能接受嗎啡的使用。其實不必過度焦慮，重點還是放在病人的感受。「疼痛」牽涉到病人末期的生活品質，醫師除了會依情況判斷是否用藥、用多少劑量，還有考慮到投藥之後，必然出現一些相對的副作用，比如說昏沉、頭暈、噁心等。

使用嗎啡、鴉片類製劑對民眾的心理容易產生負向的連結或想法，除了擔心成癮之外，另一個焦慮是，病人的病情似乎更嚴重了。這樣的焦慮，背後隱藏的情緒來自於抗拒接受病情的惡化，也來自於希望病況能回到之前平穩的狀態，而不需要依靠嗎啡來進行症狀控制的階段。但如此細微的情緒在面對病人疼痛的不舒服時，所產生的拉扯，對病人及家屬而言，嗎啡的使用就變成是一種沉重的抉擇。

我們不妨換個角度來看，雖然疾病的進展導致症狀必須以嗎啡來控制，但如果能夠及時地將症狀控制穩定，病人的身體可以得到適度地休息，對病情而言更有維持穩定的幫助。如此一來，嗎啡的使用，其實是一個維持生活品質很好的處方。

回到實際對病情的認知與接受，在疾病末期以至於臨終到來，身體不可能沒有病痛，既然病痛的存在是一定會發生的，而且隨著病情越走向臨終，症狀也隨之更複雜且嚴重，當治療的藥物已經無法提供疾病的緩解，經由嗎啡來進行症狀控制，讓病人好走才是我們要在乎的。當對嗎啡的使用有所了解且免除了內心的疑慮及心理的困擾後，病人、家屬及醫療團隊才能達到末期照顧的共識，一起陪伴病人走向「善終」的境界。

但現階段，台灣的「止痛」目標做到「減緩或消除疼痛」，把八、九分降為三、四分，就覺得功德圓滿，病人也常常覺得這樣就好了。然而若能把疼痛降到兩分，甚至是一分，雖然高劑量的嗎啡會縮短病人的清醒時間，卻可以讓病人有機會在不痛時，做一些社交活動。即使到了最後，臨終病人仍可能擁有所謂的生活品質，除了最基本的生理需求之外，還可以達到更高層次，去跟人們產生互動，甚至是實現更高的自我價值，在互相的對話中找到彼此的尊重、支持與肯定。

台灣的醫療狀況除了嗎啡劑量的問題外，其實還包括轉介到安寧病房的時機太晚，平均九天左右而已病人就會離世，以致於病人沒法有機會在病房進行社交性的活動了。

◈好好的死，但願心無罣礙

當病人走到「安寧」、「善終」的階段，既然已經到不可避免死亡的狀況，通常建議不要再做插管、急救等「無效醫療」的行為。

然而即便已經到達安寧階段，很多病人和家屬都處在一個「準備」狀態，畢竟臨終的當下，是種很複雜的感受，從來沒有人知道那一刻到底該怎麼做，也不知道病人內心真正的想法。

不只是生的過程、生的意義、生的價值，中華文化還相當在意「終」這件事情，有沒有「好好的死亡」是件大事，但是我們往往講得很含蓄，避談死亡，甚至把死亡當成一個禁忌。病人末期階段的因應之所以困難，在於對老年人而言，不只是人生發展的最後一關，也是生命結束前的最後時光，然而唯有自己心無罣礙，才能好好走完這段生命旅程，家屬放下諸多牽掛，才能好好陪伴病人做出圓滿的告別。

臨床上，碰過一個案例是媽媽臨終走不掉，子女想要和她對話的時候，呈現彌留狀態的她已經沒有辦法說話，出現喟嘆式的呼吸（呼吸淺快或深而費力），可以看得出她的不安，而且用盡了所有剩餘的力量，才在最後發出了一個喉頭的聲音——嘎，只為了讓子女們知道她有聽到，令人相當震撼。

病人的死命掙扎，親屬的萬般不捨，到底該如何才能好好的死？

這裡就要回頭講「死得其時」，什麼時間才是對的時間？背後其實有著積極正面的意義，在人們有限的生命價值中，一生就是幾十年，接近百年，但是它終究有限，該如何去掌握？其實當病人的病情走到這個階段，所使用的醫療決策也大致底定，若又重新開啟不同的醫療決策模式，想要再拚一拚，到頭來可能徒勞無功，畢竟現實的情況已經讓治療可選擇的自由度縮得很小，也就是說，醫療在此時能夠產生的治癒效果十分有限，所以時間到了面對死亡來臨的當下，也就是病人和家屬一起走到了臨終的階段。

那麼，病人的情緒又該如何被照顧？面對臨終的情緒關懷分為兩個部分來談，一個是病人在臨終階段可能出現的情緒反應，例如面對死亡的焦慮，這部分可能來自於病人對於死亡的未知，以及擔心死亡過程的痛苦，這也是我們為什麼在之前特別強調症狀控制的概念，其實也是為了在這時候能夠給予病人一份善終的保證。另一部分，病人的焦慮來自於對於此生的回顧所引發的反省，例如與家人的關係及自己尚未卸下的責任，或是對生命意義追尋不著的慌亂。

當然，病人的焦慮這部分有時來自於生理產生的譫妄（即急性的意識混亂），有時是心理因素，還有一種屬於生命更高層次的探索，也就是靈性的部分，以概念來說，或許比較接近追尋生命最終的意義。病人在臨終階段的情緒因為受限於他的表達能力，加上混雜著身體的病痛，因此容易讓家屬一時之間，難以區別或了解病人產生情緒的原因，以致於家屬在照顧臨終病人的情緒時，容易產生挫折。我們過去的習慣是以問題解決為主，認為只要了解原因，就能設法解決問題，也能處理當下的情緒了。然而，面對臨終病人的情緒處理，可能不在於解決問題，而是面對病人，無論他過去有多少是是非非，也不論他當下的情緒是否合理，若家屬能夠抱持一種開放度，用接納的態度以及關懷的角度，陪著病人經歷此時的情緒，可能是焦慮、憤怒、沮喪，或者怨懟，家屬在陪伴的同時可以把它當成對自己的一種學習，學習包容、接納、付出以及陪伴並且學習面對死亡。

那麼「死得其所」，什麼地方才是對的地方？「所」指的是不是「家」，過去我們講

「善終」，就是「要回家善終」，傳統概念也會認為「留一口氣回家」。隨著時代的變遷，以都會區來講，家屬往往會害怕讓病人留一口氣回家，除了不敢讓鄰居知道家裡有人生病，甚至聽過一些社區，如果有這種情形的話，還會引起社區居民的反彈，更別說公寓大廈沒有足夠的空間可以停靈，所以大部分都是形式上留著一口氣，開車載著病人從公寓大廈外圍繞一下，回到單純的「死得其所」。

「時」、「所」的另一個概念，可以說是一種心靈上「歸屬」，對老人家來講，追求在人生盡頭之際，能夠得到一個歸屬，即古代「五福臨門」的最後一福——善終。「五福」這個詞彙，原出《書經．洪範》：「一曰壽、二曰富、三曰康寧、四曰修好德、五曰考終命。」第一福「長壽」，第二福「富貴」，第三福「康寧」，第四福「好德」，第五福「善終」，可知自古以來，除了期盼生時富貴，也希望死後圓滿。

就如同有些病人會說：「我在安寧病房過世就好了！」因為他們感受到了歸屬感，覺得在醫療團隊的完善照顧之下，感到最安全，認為走的那一刻可以不再痛苦、不會害怕。

情緒便利貼十一

臨床上實際進行安寧療護的宣導，有很多成功的標竿經驗和想像，因此導致很多病人，跟家屬對臨終安寧照護有很高的期待很多，甚至千方百計地想在最後一口氣的時候，一定要在安寧病房離世，也就失去了本來安寧病房成立的目的。

醫學數據通常會告訴我們，面臨各種狀況下，病人的存活率有多少，平均存活時間多久，治療過程中醫師也會提供這些資訊，例如施行標靶後，還能夠存活多長，大概有一個平均值，這時就要開始進行「善別」的預備工作。此時，相對而言也是病人跟家屬產生許多情緒困擾的時候。

若是一直採取逃避心態，等到剩下幾個月或幾週的生命，才開始認真思考這件事情，進行評估和決策，可能就有些太遲了，隨之而來的悲慟，也會來得更劇烈。

唯有做好準備，一切才會平安！

末期臨終情緒關懷的第六扇門

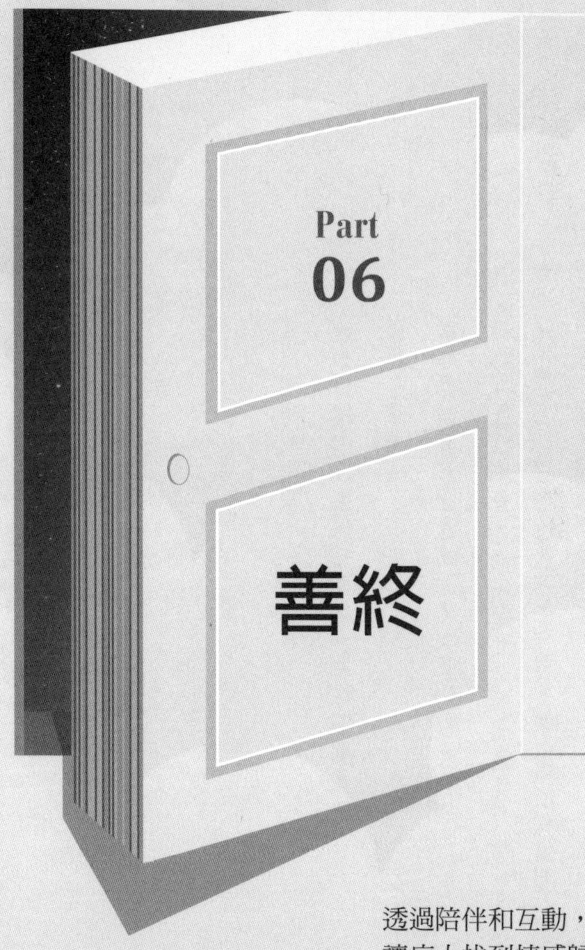

透過陪伴和互動，
讓病人找到情感歸屬與流向。
打開「善終」的大門，
安詳地走向生命的終點。

最後的陪伴，讓老人家好好地離去

當臨別時刻到來，

該如何讓老人家保有尊嚴且安詳地離去？

面對長輩罹癌，

家屬要如何不留遺憾，又能勇敢的放手？

回到「人」本身，老年期受到病痛纏身是相當辛苦的

一件事，病人往往只希望在生命的尾聲，還能夠做些什麼，

留下一些什麼，然後安然離世。

情緒案例09

不知道自己為何而走的爺爺

「因為之前的病房住太久了，所以要換到這個新病房！」

「這是準備出院的病房！回家之前，要先讓醫師做一個總評估。」

當家屬不願意讓病人得知病情，會對長輩說些善意的謊言。

臨床中有位爺爺，因為家人忙碌，很少到醫院探望，經常讓他一個人待在病房，不免就會胡思亂想。

「我到底是生什麼病？」病人打從第一天進院的時候，抓到人就追問。

「這次為什麼住院住這麼久？」面對爺爺頻頻追問，醫護人員也十分為難。因為家屬不讓病人知道病情，所以病歷上註記「不要告知病情」，雖然曾經和家屬討論是不是可以循序漸進地讓長輩知情，但家屬就是不接受，覺得反正時間不多了，該處理的事情都已經準備妥當，所以不願讓病人知道詳細情況。

雖然得不到答案，老爺爺卻已經有了死亡覺知，幾天之後他就說：「我是不是快死了？」

「爺爺你怎麼會這樣子想呢？對於死亡這件事情，你有什麼感覺？」由於不能講病情，醫護人員只能詢問他對死亡的看法。

情緒案例 09

爺爺活了這麼一大把年紀了，其實並不會避諱死亡，即便如此，家屬仍舊不願意告知真相。

再過幾天，爺爺的體力更差了，他不再問說：「我是不是快死了？」反倒跟醫護人員講了一個故事，他說：「當年我媽媽生病的時候，臥床了五年，到最後一年的時候，全身骨頭都攣縮變形了，我看媽媽那時候活得非常的痛苦，所以到最後一年，我祈求大媽（媽祖）帶走她！」講完這個故事，他又補充一句：「我現在也祈求大媽（媽祖）帶我走……」

對於家人經常不在身邊的病人，內心其實存在著許多衝擊，不到兩個星期，爺爺從不知道病情，期待能夠出院，轉而知覺到「快死了」，再到「祈求大媽帶走他」，對於生命和身體狀況的感知，呈現出階段性的轉變。

就在講完希望大媽（媽祖）帶他走的隔兩天，他就進入了長時間的昏睡，醒來時也是呈現一片茫茫然。

遺憾的是，子女們最終還是沒有告訴爺爺真相……

希望大媽能夠啟發也安慰爺爺的子女們，讓這樣的遺憾成為過去式。

◈遺憾的事，錯失情感的傳遞

「善別」與「善終」的關鍵，在於彼此的溝通，「善別」、「善終」不是僅指最後的時間點，而是一段歷程，彼此之間能夠把握機會，不要有所隱瞞，坦白把想講的話告訴對方，反而是最重要的一件事。

因為這將會是一段刻骨銘心的互動，有太多案例演變成複雜性的悲傷案例，關鍵都在於最後那段歷程，有著太多的隱瞞，許多話都來不及說，於是在每個人的心上留下很大的缺憾，有些病人在辭世前與家屬稍做道別，但終究還是來不及把話講完、把情訴盡，所以假使能夠「盡早講」，甚至多談一點都會比較好。

上段提到老爺爺的案例，讓人感到相當可惜，因為安寧醫療人員不斷對他的子女說：「其實爺爺已有心理準備了，他可以面對，你們要不要讓他知道真實的狀況？」

爺爺其實都已經知道了，爺爺內心的糾結正是：「你們為什麼都不明白跟我講？」

告知是一種交代，也是一種情感交流，身為子女的常常認為，反正老人家年紀那麼大了，所有的事情都幫他安排好了，但這是「事情的安排」，老人家的心情卻沒有被照顧到。

其實一個人將要離開的時候，最掛心的應該不是財產，而是與家人情感聯繫的那一塊，也許爺爺想要告訴子女們一些話，這份心願卻沒有被實現。

大部分晚輩都認為把事情處理好、後事安排好、照片選好、地點挑好，認為這樣就是「善終」的概念，然而當自己變老，躺在病床上的時候，才知道真正的照顧、臨終的陪伴，重點絕對不只是在於身後的地點選得多好，而是家人能不能真正陪伴在側。

有時候晚輩在照顧長輩的過程當中，也會因為看到老人家對疼痛與症狀的忍耐，而產生一種感觸：「原以為老人家已經什麼都不行，就只能這樣子，完全依賴別人的照顧，換做是我，我可能會受不了……，可是沒想到他卻用另一種方式，展現他這個階段另一個層次的生命韌性：他怕打擾我、麻煩我，寧願忍受這些痛楚……」感受到老人家令人尊敬的那一面，從而發自內心開始重新形成與長輩的情感交流。

晚輩此時看見的，再也不是一個無法生產的老人，而是他臨終的教導，這裡指的不是智慧的語彙，因為長輩這時候可能已經無法說話，這時候傳達的人生智慧，是透過真正的陪伴，深層的情感互動而產生。

情緒案例 10

從企圖自殺到了無牽掛的老爺爺

當家屬願意誠實地告知病情，讓長輩有時間交代後事，也才能了卻一樁心願，讓彼此都不留遺憾。

一位祖籍山東的九十幾歲老爺爺，有次在安寧病房中，從看護手中騙過水果刀後，便捅向自己的心臟，卻因為方向偏掉而刺傷胃部，當場作緊急縫線手術，之後通知精神科醫師會診。

「你是來看他的精神科醫師嗎？」醫師還沒到病床前，就有兩位六十幾歲的婦人擋在門口，神情相當緊張，看到醫師就問。

「是的，不過我也是安寧專科醫師！」醫師回。

「千萬別對我爸講到病情，他不知道他罹癌的事。」兩人異口同聲地說。

進到病房後，當醫師坐在床邊和他講話，注意到兩位女兒四隻眼睛緊盯著，深怕醫師講了什麼，但爺爺怎麼問就是不肯回答。

前兩次看診都沒什麼進展，直到第三次探望時，老爺爺終於說話了。

「醫師，我到底得了什麼病？」老爺爺問。

兩個女兒在醫師對面用手勢暗示著：「你不要講出來！」

「你家人沒有告訴你，應該有他們的理由！」醫師對爺爺這麼說。

「醫師，那你可以回去了！」他的聲音充滿力量。

「你覺得我不會告訴你，所以你要我走，是嗎？」

「對！」他斬釘截鐵地說。兩個女兒驚覺就快守不住祕密了，眼神益加凌厲地看向醫師。

「你那麼在乎得了什麼病，那你自己是怎麼想呢？你覺得自己得了什麼病？」醫師問他。

「我肺裡面有腫瘤！」他沉默良久，突然冒出一句話。

「你怎麼會這樣想？」

「其實我老早就知道了，前一家醫院的醫師把我兩個女兒叫到病房外面的走廊講病情，以為我耳背聽不到，其實我什麼都聽到了！」他娓娓道出三個月前，他就全然知情了。

「我是軍人，這輩子都教導孩子做人要誠實，活到這把歲數了，他們居然聯合起來隱瞞我這個老爸，我真是教育失敗，還有什麼臉去見祖先？我乾脆死了算了！」原來這才是他自殺的理由。

接下來出現戲劇性的場面，沒想到兩個女兒趕忙跑過來，馬上跪在老父親床前，向他懺悔：「對不起，我們不是故意要騙您，是擔心您會受不了，沒有想到您這麼在意這件事情，我們錯了……」現場的醫師還得安撫她們，趕快請她們起身坐著。

「我再跟爸爸談一談，妳們在旁邊坐！」安撫完情緒後，醫師對她們說。

「關於你最在意的病情，」醫師對老爺爺說：「你現在的身體狀況就好像國共內戰一樣，打來打去，後續會怎麼發展也不知道……」醫師用戰事的比喻方式陳述病情，事情也在一陣哭泣聲中暫時落幕。

隔幾週就是中秋節，兩姊妹借了安寧病房的廚房辦家族聚餐，預計包水餃過中秋。一家人除了子女，包括孫子女、曾孫們都來了。那天，老爺爺就坐在輪椅上，把所有子女、孫子一個個叫來跟前說幾句話。由於家族人數眾多，等到一一點名完，兩個小時就過去了，然後大家開始享受餃子，提前團圓慶祝中秋。

第四次會診的時候，爺爺對於水餃大會非常滿意，覺得該交代的事情全部都交代完成，對於病情也更加坦然，就在自殘事件後的兩週，他就在安寧病房安祥的辭世。

當瞭解了真實，我們才能不留遺憾地離開，甚至可以為自己的人生留下有意義的句點。

情緒案例 11

軍人身分，讓爺爺轉而勇敢面對死亡

病人過去的職業，也能支撐他面對疾病，並走完生命最後一段路程……

有位軍人爺爺知道自己不久人世，無法面對這樣的事實，於是產生自殺的念頭，爬上自家陽台。只是爺爺年老，動作也不靈活，及時被奶奶發現了，趕緊把他連哄帶勸下來。

其實面對死亡需要很大的勇氣，只是他不敢面對事實，也覺得活著沒有意義，才想用自殺的方式結束自己的生命，家人才知道爺爺有自殺念頭。然而爺爺的疾病並沒有想像中的那麼嚴重，還沒有到達馬上面臨死亡的威脅。

後來醫護人員和這個爺爺談疾病的病程，以及過往生活經驗的點滴，爺爺彷彿想起生命歷程中，最重要的事：「我以後再也不會自殺了！」爺爺說。

「是什麼原因讓您改變心意，是不想讓家人擔心，還是其他因素？」醫護人員問。

「我這輩子最自豪的事情，就是身為一個軍人，軍人最重要的美德就是勇敢，但是自殺卻是種懦弱的表現，而我居然在知道病情的當下選擇逃避，我為此感到羞恥！所以，我再也不會做有損軍人身分的事情了！」他帶點憤慨地說著。

老人家的力量到底是怎麼來的？面臨生命即將告別的時刻，很多人會回顧過往歲月中，對自己造成重大影響的事情，工作就是其中之一。

同樣地，過去身為軍人的爺爺，奉公守法一輩子，除了把子女們教養成人，也懷抱著「身為一個軍人，要有軍人格局」。

於是，這個身分的價值與精神支撐著他，讓他有勇氣面對這件事情，並走完人生這段歷程。

情緒案例12

對媽媽放手，說再見！

子女的不捨，兄弟姊妹的爭執，可能會讓臨終親人無法放心離開……

臨床上，有位七十多歲的老奶奶，罹患大腸癌末期，住進安寧病房，當時已經呈現半昏迷狀態，醫師評斷距離臨終剩下幾天到幾週的時間。

「調了藥物、抽了腹水之後，現在奶奶的狀況雖然清醒了，但是根據判斷，大概只有以週到月計算的時間。」醫師其實不希望預告病人的死期，但是真相往往是痛苦卻又必須面對的事。

「如果症狀沒有那麼痛苦，可不可以帶媽媽回家，而且家裡離醫院不遠，大約半小時的車程就會到。」在家屬殷切的期盼之下，家屬與醫療團隊約定如果有什麼狀況的話，居家醫療可以前往探視，她也可以再回病房。

出院後，中間曾發生一些不太嚴重的小狀況，再度進院一個星期又出院。

這次出院剛好遇到中秋全家團圓的日子，算一算也過了四個星期，家屬們也早有心理準備，只是想到超過了預定時間，搞不好真有奇蹟出現？

只是沒想到，中秋過後不到一個星期，狀況又急轉直下。

這次住進安寧病房之後，身體變得更加虛弱，清醒時間變少，血壓持續降低，心跳、呼吸也都變慢，每個醫師都覺得應該就在這幾天了吧，請家屬們為離別預作準備。

有時候，準備並不是為了病人，而是為了家屬。

然而，在離別的道路上，捨得與捨不得往往是分歧的叉口。過去住院時，老奶奶的兒女們幾乎都會一起陪在身邊，這次入住之後，卻很難看到所有人全員到齊，讓醫護人員覺得不太對勁。

後來瞭解狀況，才知道兄弟姊妹之間出現爭執，對於「放手」有了分歧，有些認為也許會再一次出現奇蹟，有的則已經坦然接受，形成「兩派分立」的狀況。

知道來龍去脈之後，醫師特別前往看望這個病人。

「奶奶，妳在這邊一直躺著，心中是不是很掛念一些事呢？」醫師對她說，看見昏迷中的她有些反應，眼皮有些顫動。

「是不是掛念妳的孩子們？擔心他們的狀況？」她的反應更明顯了。

「我就跟你們講了，阿嬤一定是對你們吵架很在意，不要沒事就在阿嬤面前吵架，她一定都有聽到，她受不了。」其中一位孫女看到這一幕，轉頭對身旁的大人們說，同時緊握著奶奶的手。

「當年阿公要走的時候，我們都在身邊，阿嬤那時候就對阿公說：『你很幸福，全家都在這裡』！」另一位家人突然想起這件事。

「這樣子看起來，她認為全家人聚在一起，是很重要的一件事。」醫師這麼說，家屬們也跟著點點頭。

老奶奶慢慢出現一些瀕死症狀，連荔枝膜（鞏膜水腫，視力減退、眼睛充滿水狀、薄膜覆蓋眼球）都出現了。

大家其實都清楚，奶奶只是拖著。有時候，放不下的不只是家屬，其實病人也捨不得。

後來，原先堅持治療到最後的兒子也到了，醫師對他說：「我可不可以跟你先講講話？我們談一下！」於是，就轉往旁邊一間小會談室，還特別把門關起來，不讓其他姊妹們看到。

「原本已經接受了，後來看到媽媽病情好轉，又不捨得她走，其實知道她現在狀況很不好，可是還在等奇蹟，你上次不是跟我說只有四週而已，現在也走到第八週、第九週了……」他低頭說，醫師知道他只是不捨。

「你會有這種期待是很正常的事，只能說你媽媽的狀況很特別，她可能很疼你們，所以才會這樣苦撐著，但是現在狀況真的不行了。」醫師對他說明現實。

「你覺得怎麼樣呢？」醫師再試探地問。

「我真的很捨不得啊……，如果真的時間到了要走的話，還是得讓她走！」聲音帶著沙啞，這時發現他的眼球布滿血絲。

「不過我在想，你們前幾天在她面前吵架，雖然昏迷，可是她應該感受得到，待會你們兄弟姊妹要不要在你媽面前講些什麼話，讓她可以安心離開？」醫師說。

「真的嗎？」他突然睜大眼睛。

「可能是喔！」醫師分享和老奶奶講話時所出現的反應，以及老奶奶在老公臨終時講的那段話，轉述給這個兒子聽，此時他默默地流下了眼淚。

「好，我知道了。」他擦了擦眼淚。

「那就交給你們所有家屬了！」醫師拍了拍他的肩膀。

他隨後進入病房和他的姊妹會合，結果隔天清晨太陽快升起之際，老奶奶就放下牽掛，安詳地走了。

當年奶奶在阿公臨終前講的那段話，是現在能夠消弭歧見、凝聚共識的關鍵，使子女們回過神來，把焦點放到媽媽身上，面對她現在的身體狀態，接受真實的狀況，好好地送走她。

情緒案例13

預習死亡，讓病人無憾離去

臨床上有位老爺爺是中度失智加上慢性阻塞性肺病，之前已經有兩次肺發炎的住院紀錄，前兩次醫師認為插管可以救得回來，所以進行插管急救，也很快地就拔管了，可是兩次住院都長達兩個月之久。

身為醫師的外孫就約了爸媽吃飯，順便談談外公的狀況。由於媽媽是長女，她說外公還沒失智之前，外婆已經先失智了，後來又得了乳癌，所以外婆九十一歲過世的時候，外公當年九十歲。在那段歷程中，媽媽曾和外公討論該怎麼面對臨終狀況，他表示過自己也不想要急救……

過了五年之後，老爺爺面臨到相同處境，只是老爺爺並非末期，前兩次肺炎插管的狀況算不算急救呢？雖然年紀上已經是高齡狀態，都還在合理範圍內的醫療措施，也證明很快就可以拔管了。

「如果第三次再來怎麼辦？到底當年外公有沒有講什麼？」因為這次又住院了，兒子問媽媽。

「外公當初看到外婆那樣的狀況，表示他也不要急救……」媽媽有點為難地說出口。

因此，兩人討論到如果老爺爺發病頻率越來越近，呼吸急喘，加上血壓、心跳急遽下降的話，是不是就當作生命的終點到了。

「照這樣下去的話，下次插管就不一定拔得掉了，是不是要做這樣的理解和決定？」醫師外孫問媽媽。

因為有了這次的溝通和決定，身為大姊的媽媽，便開始和其他弟弟們談論這件事。

「外公應該快要不行了……」電話那頭傳來媽媽的聲音。

就在醫師外孫走到病房的前一分鐘，老爺爺斷氣了。

因為大家都有事先做好心理準備，所以沒有哭得唏哩嘩啦的狀況，也沒有太驚天動地的場面。

「外公剛斷氣，剛剛主治醫師也在旁邊看著他離開，你既然來了就來帶個禱告吧！」媽媽語氣堅強地告訴醫師外孫。

事情能夠如此圓滿落幕，關鍵在於先前的溝通，與其遮遮掩掩、害怕、拒談，不如大家開誠布公來討論這件事情，否則最後一刻充滿了不確定與掙扎，對事情並沒有好處，反而在彼此心中留下創痛。

由於預作死亡決策討論，使得過程中雖有不捨，卻少了過多的悲情和痛苦。

悲傷輔導，未亡人的哀傷心理

面對至親離去的喪慟，宗教或信仰介入，是否有幫助？

如果本身具有一些信仰的話，的確可以幫助病人和家屬走過情緒的低潮，就好比一個人在茫茫大海，找不到一個目標，但是有一個正面的引導力量，至少讓人有一個可供依循的方向。

但是，喪禮結束後，又該如何開始新生活？因為陷入思念的漩渦，出現萎靡不振、失眠、惡夢，又該怎麼辦？

◈ 喪慟因應，家屬的哀傷型態

在末期臨終的階段，其實已經進入所謂的「預期性哀傷」，之前有談到「預期性哀傷」，當時家屬已經認知到會有一種失落、哀傷的情緒，等到親人真正離世之後，「喪慟」（Bereavement）就會隨之出現，包括震撼、憤怒、否認、傷痛、協商、沮喪和接受等多重反應。

臨床上有個例子，病人的兒子是位事業有成的人，理性的他並不相信怪力亂神、死後靈魂會去另一個世界等等，當醫護人員想和他談一些柔性的部分，他都說完全不需要。有一天他突然願意談了，因為不常做夢的他，這兩天晚上連續夢到媽媽，內心彷彿有種隱隱的失落感，也因為這種「情緒感受」觸動了他原本抗拒的心態，開始感受媽媽離開的事實。

其實做夢只是一種開啟情緒窗口的方式，在親人離世後的傳統儀式也具有處理家屬悲傷情緒的功能，各種宗教的告別儀式都具有協助悲傷調適的功能，例如佛、道教的喪葬儀式中，當大家聚在一起摺紙蓮花的時候，總是會聊聊天，分享過去相處的記憶，使彼此之間的情緒得以交流、舒緩、轉化。

悲傷情緒可以有不同形式的表現，「哭」就是一種自然的表達，家屬的悲傷除了哭泣之外，憤怒也是一種哀傷表現。

即使一個人不流淚，依舊可以透過其他方式感知到他的哀傷：「我都還沒有跟你說清楚，為什麼在這個時候丟下我走了？」這種憤怒其實也是哀傷的情緒表徵。然而，「淡漠」

反應才是需要特別留意的，令人察覺不出真實的情緒表現，淡漠的產生有可能來自於對於喪慟事件的無法接受，甚至不承認逝者的離開事實，還有一個情況，可能是對逝者過往關係的未和解，但此時已經不知如何解開這個結。壓抑著憤怒的情緒、掩蓋悲傷，以致於表現出來的是一種對逝者離開的無所謂，但其實內心卻有很多釐不清的複雜因素。這樣的淡漠對家屬而言其實是耗能的，有時候反而需要更長的時間才能真正走出喪慟。

醫療團隊沒辦法長時間密集地追蹤家屬的後續生活，通常都是家屬出現了什麼狀況與反應後，求助於精神科門診，才有辦法進一步引導與協助。

其實，只要是「善終狀態」，家屬後來都比較能順利地走出情緒，找到死亡的意義，重建情感歸屬；比較棘手的往往是親屬沒有善終，譬如說長輩在最後急救階段非常難受，卻被家人看到而深烙心中，或是長輩以自殺結束生命，這種狀況下的家屬比較有可能難以走出傷痛的陰影。

情緒便利貼十二

面對長輩的過世，常有一種失去父母或祖父母(還有其他尊親屬)的悲傷失落感。然而，人生故事並不是在一個人的過世之後就畫下句點，有時反而發展出更人驚豔的劇情。

自古以來，華人社會在殯葬禮儀中會有祭祀文。撰寫祭祀文、朗誦祭祀文、聆聽祭祀文，不論是在哪個位置，都是連結並延續生者與逝者的關係。祭祀文就像是穿越時空的航空器，讓所有人在一個特殊情境中再共享一段旅程。

不只是殯葬或祭祀文，很多人會在親人走後，經過一個特別的地方，來到一個有意義的空間，或是特殊的節日，一樣感受的與逝者強烈連結的感受，也許會悲傷，但也可能同時感受到感恩與慈悲。

所以，當逝者離去，身為留下來的自己，不要急著讓自己忘記，反而要讓記憶與失憶自然運轉，然後讓生命去等候下一個感動，這樣蕩氣迴腸的發展將會是善別的最佳體悟。

◈病人逝世之後，醫院提供兩面向服務

關於臨終之後的階段，醫院可提供家屬兩面向的協助，第一是直接服務，第二個是間接服務。關於直接的服務，包含大體的照護，舉凡大體護理清潔、拔掉身上管路、傷口縫合後，才往下一步驟前進。有些家屬一時之間可能還無法接受，這時候醫院的相關人員如志工或社工可以給予陪伴，也常見法師、牧師、修女、神父提供協助。

關於間接的服務，指醫院提供一個空間，預留喘息跟靜下來的時間像是往生室、小教堂、多功能活動室等。

安寧病房通常會預備一間房間，作為彌留室或往生室，讓逝者在此多留一點時間，讓家屬可以多一點時間陪伴，或是等其他親人到場，若此時要做一些宗教的簡單儀式，譬如說佛教停放並助念八小時不移動逝者，所以家屬可以在此沉澱心情，不受干擾地讓心境慢慢地轉換，回到親人離世的現實狀況，然後開始思考自己接下來要做些什麼事情。

從這個角度回頭看，家人離開的當下，可能會慌亂、難過、著急、不知所措，所有感受全部湧上心頭，然後急忙打電話、聯絡喪葬事宜……。有些人會用過度忙碌來麻痺自己的悲傷情緒，然後在忙完後事之後崩潰，反而是常見的狀況，但對家屬的情緒照顧而言，此時，應該先給自己一些喘息和靜下來的時間，哪怕是短短幾秒鐘，都應該讓自己多沉澱一下，認真地面對這個情境、聆聽內心的聲音，在悲傷中找到自我療癒的力量其實在這個時候便已經啟動。

◈覺察撕裂的心情，吶喊的情緒

台灣傳統尚有「留一口氣回家」的習俗，當病人血壓開始降低，甚至已經量不到的彌留時刻，會採形式上的方式送病人回家，然而往往在送回家的那一刻，家屬經常反映出激昂的情緒，直覺用吶喊的方式，一邊哭、一邊喊：「爸──，爸我們回家了──，要跟上來──」

此時，醫療團隊人員就會陪他們走一段，引導家屬：「其實我們輕輕地、小聲地講話，他就聽得到了！」家屬這時才會突然察覺，原來他們是在用吶喊的方式跟病人對話，透過這樣一個小提醒，家屬就會換成安靜、溫和的聲音：「爸爸，你放心，我們陪著你，我們一起回家囉！」當家屬用吶喊的方式帶病人回家往生，只是陷在自己哀傷情緒之中，無法有意識覺察到慌亂且撕裂的心情。

等到事情過後，相信家屬一定能感受到當時當刻，同時進入最後的陪伴與哀傷的調適，思考自己真正在病人的最後階段做了些什麼。

情緒案例14

放不下，所以無法安心離開

臨床上有位阿公生病，平常受到阿公照顧的阿嬤，反過來照顧病倒的他。

「老伴啊！老伴——」臨終時刻，經常會出現喟嘆式的呼吸（呼吸淺快或深而費力），急喘且極度不適，然而當阿公看似稍微平和，這位阿嬤以為他即將走掉了，就喊了一聲他的名字，使他馬上又喘起來，過了一會兒當阿公又恢復平靜時，阿嬤再度喊他的名字，如此反覆。

病人此刻一定非常難受，原本要離開了，可是因為太太的不捨而拖著一口氣。

「阿嬤，妳怎麼會想要一直叫阿公？妳讓他好好地休息，不好嗎？」社工師問阿嬤。

「他是好人，他對我很好！」阿嬤為何要叫阿公？其實她也不知道，只希望他不要走。

「他怎麼對妳好？」社工師又問。

「他會幫我開醬油瓶子！」她回答。

這是一件很小的生活瑣事，過去的年代，男人大致上不進廚房，一個會幫老婆開醬油瓶子的老公，相對來看是個相當體貼的人，當中隱含了老公對太太無微不至的體貼，為什麼說阿公是個好人？因為他可以不顧父母的反對、不顧眾人質疑的眼光，願意走進廚房幫她做這件小事！

阿嬤現在的日子過得很好，不需要親自下廚了，而且現在的醬油瓶子也不用費力就可以轉開，為什麼還要在乎這件事情？

因為這是阿公對愛的一種詮釋與表現，屬於他們之間的情感記憶。

「阿公之前對妳這麼好，現在他不舒服了，妳想不想要也做一些事情，讓他比較舒服，代表妳的感謝？」社工師跟阿嬤說，她點了點頭。

「妳看妳每次一叫阿公，阿公就不能好好地休息，他又急喘起來，如果我們這個時候能夠做一些事情幫忙他，妳覺得可以怎麼做？」社工師又說。

如此短短一段談話之後，阿嬤似乎就明白了，她走到阿公耳畔輕聲對他說：「我知道了，你就放心地走吧，生活上有兒女們會照顧我，你不用擔心！」說完沒多久，阿公就真的安心地走了。

阿公的安心地離開，也許不是因為知道兒女會照顧阿嬤，因為阿公應該早就相信兒女會照顧阿嬤。阿公可以安心地走，應該是聽到阿嬤的話語，知道阿嬤可以接受了。可以接受，就可走向未來。

◈有所為，有所不為——臨終現場的情感引導

一般晚輩對於長輩的離開可能已有心理準備，往往能夠較為平靜地接受，然而老夫老妻其中一方的離去，對另一位來說可能是巨大的打擊。

有時候常聽家屬說：「我爸媽感情沒有很好，也沒有不好，就是天天吵，但是也不會吵得很兇！」或者說：「兩個人相處就是這樣，七老八十了也吵不起來，就是兩人共同生活著！」可是等到老伴要走的時候，才會看到兩人之間累積的情感是如此地深層。

站在臨終的現場，社工師跟心理師的引導相當重要，因為在當下，家屬其實正陷在情緒之中，如何「有所為，有所不為」，幫忙他們釐清情緒背後真正的意涵，就像案例中的阿嬤其實想對阿公講的是：「你是這麼好的人，怎麼會這麼早就離開？我很捨不得你，但是我要謝謝你對我這麼好！」因為當下的阿嬤也不知道能夠怎麼辦，才會不斷地叫喊著阿公的名字，話中隱含對老伴的深情與疼惜。

當社工師和她談完之後，阿嬤就懂了，懂得她在這一刻，只是想要告訴阿公：「我知道你對我的好，謝謝你，我願意在這個當下給予你最多的祝福，你不用擔心我，我們的子女都會好好地照顧我，我也會很勇敢！」

其實這可能是平常看連續劇都會出現的對話，只是在那個當下有沒有情感的進入，取決於旁人懂不懂他們之間發生了什麼牽絆。

「你放心走吧，子女都會好好地照顧我，你不要掛心！」這些話千篇一律，大家都是這麼講的，但是當我們知道背後有一個「開醬油瓶子」的小故事，這段話隱含的意義就有所不同了。

其實到了老年的最後階段，人生已經走了大半遭，有時候他們知道年輕歲月做過的一些荒唐事，譬如說外遇或是不負責任，但是到了這個時刻，很可能只會說：「那些都過去了！」也許相處過程中小爭吵不斷，然而當彼此「得知」的那一刻開始，就已經走在「接受」的路上了，特別是在臨終病床上的對話，牽扯出長期累積的情感。

所以有時候站在病床畔陪伴家屬或病人，然後引導他們說出來的話，其實都是他們過去的互動經驗，那個東西對他們才有意義，也才能幫助他們走向善終的圓滿結局。

◈ 整理逝者的遺物，找到情緒出口

親人過世之後，家屬會面對一種狀況——逝者的空房與他遺留下的物品，該怎麼處理？很多人怕觸景傷情，不一定會去整理，可是通常建議如果可以的話，請把它們歸類整理，看看哪些東西留下或捨去，但不是直接清空。

這幾年殯葬業者做了一件很好的事情，就是在告別式中播放追思影片，由誰來蒐集資料、製作影片，那個人就會有最大的收穫，只是有時候殯葬業者連這項準備工作都包辦了，向家屬要了一堆逝者的物品，然後隨他人挑選運用，這樣就失去意義了。

如果可以的話，由家屬提供照片或影片，再加上自身的一些感想和心得，對於家屬在哀傷處理上，就能發揮非常好的作用。整理的過程中，會觸發很多的回憶，為什麼要挑這幾張照片？正因為挑出來的照片或影片都具有特別意義，也就能夠達到療癒效果。即便沒有追思影片的計畫，也會建議每個家屬在親人過世之後，都可以進行「整理」的動作，藉由整理逝者遺物，找到情緒出口。

「整理」動作做完之後，如果可以的話，甚至可以和別人分享「整理」的感受，或是將某個特別的首飾或物品，拿來當作紀念品戴在身上；有些則是找到某張特殊意義的照片，翻拍下來放在手機裡面；或是找到某張CD，聽見某首值得紀念的歌曲……

走出失去親人的悲慟，需要一些時間，而且每個人所需要的時間長短不同，有的人可能幾個禮拜、幾個月就走出來了，有的人可能要長達數年才走得出來。在這段過程中，除了展現情緒，也在整理情緒，感受並體悟「失去這位家人」對自己的意義，同時在情感脆弱的時刻，開始對周遭環境有更多的觸動，透過經驗哀傷的調適歷程，進而改變自己。

醫療團隊沒辦法陪著這些家屬走過親人逝世後的每一天，但是可能會定期舉辦活動，譬如家屬座談、家屬關懷、電話關懷等，有些醫院甚至會在每年舉辦追思感恩會，透過這種方式聯繫追蹤家屬的狀況，當他們回來參與活動，談談這段時間的心路歷程，了解各自的情緒近況，帶出更大關懷力量。

情緒案例15

哀傷調適不同調，給彼此一些空間

哀傷的調適非常個人化，即便是同一家人，每個人的腳步和節奏也可能不太一樣。過去曾發現有些家屬已經準備好了，所以覺得應該要重新開始，但是有些家屬依然沉浸在哀傷之中，譬如女兒會說：「爸爸的東西應該要整理一下！」媽媽卻覺得：「先不要動！」兩人的腳步並不一致。

「可不可以不要再寄關懷卡片給我們了？」早年醫院寄送關懷卡片的時候，曾有一個女兒打電話來詢問。

「可以啊，但可不可以告訴我是怎麼一回事呢？」社工師說。

「平常家裡的信箱都由我收信，可是每次接近你們要寄卡片的這段期間，我媽媽都會特別去開信箱，等待那張關懷卡片，然後坐在沙發上，一個人看著卡片默默地流淚！」她希望不要再讓媽媽觸景傷情了。

「媽媽是這樣子一個狀況，那妳自己呢？」社工師心疼地問著。

當初因為家人生病，她不得不中斷美國學業，回到台灣卻馬上面對家人往生，接著她必須扛起照顧媽媽的責任，所以對她來講，這是一個劇烈的改變與傷痛。但是，對她而言只能選擇繼續往前走，所以她不再回顧過去；可是對媽媽而言，還找不到一個繼續走下去的方向跟力量。

所以，即便是同個家庭的親人，他們的腳步仍舊不一致，可能彼此都要給對方一些空間和時間，若是強求，兩方都會很辛苦。

◈ 重建失落的關係

「死亡結束的是生命，不是關係」，當親人離世後，家屬持續走在悲傷調適的歷程中，在過程中家屬其實不斷地透過一些回憶或是過往經驗整理與逝者的關係。每一次的整理都會產生一些情緒，包括曾經有過的感動或是遺憾等，透過這些情緒看見是什麼狀況或情境觸動了內心，使家屬感到衝擊、無法承受或混亂。經由不斷地整理，看似是在整理自己的情緒，其實也整理了自己與往生親人的關係，藉由悲傷調適重新看見與親人的連結，找到生命的意義。

”

情緒便利貼十三

面對病床裡的臨終階段，並不是直接把家屬或病人放在一起，然後說：「有什麼想要跟他說對不起的？」「有什麼想要跟他說謝謝的？」這樣流於形式化的宣示，並無法達到「四道人生」的價值。

「四道人生」看似是四個行為，其實有著連貫性的意義。人的生命大都是由愛所串連起來的，日常中的點點滴滴都是愛的累積，到了生命最後，複雜的情緒感受才會使人悲苦交集，陷入傷心難過中而無法自拔，讓自己逃不掉，病床上的人也走不開。

因此，談到如何善終，應該回歸到病人與家屬之間的生命歷程，曾經發生了什麼事情，過程中的互動是什麼狀況，很多時候「道歉」的背後，可能不純粹只是道歉，而是很深沉的「道愛」和「道謝」，最終才完成圓滿的「道別」。

“

死去的人安心離開，活下的人走出傷懷，留下祝福，愛就能繼續前進。

【附錄二】

正念（Mindfulness）和三心冥想減壓的操作方法

◎文字示範／方俊凱醫師

Mindfulness，台灣一般翻譯成「正念」，很容易被誤解成「正向的意念」，可是「正念」並不是指正向的意念，而是指「正在當下的意念」，就像是東方人修養身心時常進行的「冥想」、「靜坐」，透過觀察、調息，專注在整個呼吸上面，然後慢慢地放鬆，進而轉化內外，安穩情緒，活在當下。

◈專注呼吸，減壓按步驟

二十一世紀起，國際上有許多研究發現教導病人「正念」，可以降低患者的壓力和痛苦，同時有助睡眠改善。

臨床上，常常可以看到病人容易出現藥物濫用的情況，最後變成藥物依賴。如果一開始就懂得操作正念的減壓方式（Mindfulness-Based Stress Reduction），能夠大大避免或減少鎮定劑的用藥量，也能達到一定的成效。與其讓病人驚慌失措、胡思亂想，不如用對方法，有技巧的學習，透過觀察、調息，專注在整個呼吸上面，然後慢慢地放鬆，進而可以安穩入眠。

二〇〇八年七月起，我在淡水馬偕紀念醫院開設「心理腫瘤特別門診」，門診中有很多癌症病人，腫瘤科醫師也會轉診過來，讓我有更多的機會與癌症病人一起面對身心困擾。其中，能在門診直接教導的「正念減壓」，是容易學也效果好的治療模式。

「靜坐」兩個字，說得容易，但若缺乏操作技巧的直接指導，往往要花好幾年才能悟到訣竅。因此，常發生靈性師父說：「你就去靜坐吧！」但是忙了半天，什麼都悟不到。

身為精神科醫師，也在醫院做自殺防治，我觀察到無法在一個人處於強烈高壓之下，教他慢慢地自己摸索與練習。美國西雅圖華盛頓大學心理學教授馬莎・林納涵將正念（Mindfulness，又翻譯為了了分明）作為「辯證行為治療」重要技巧，並且將正念分解成做什麼(What to do)和如何做(How to do)，只要按著步驟，就有很高的機會學得會，雖然不是絕對的百分之百，但是在「頓悟」之前，在練習正念的過程中，它會先有一些心理與靈性的獲得。

◈ 正念（Mindfulness）減壓的操作方式

正念（Mindfulness）操作的具體面向，首先要坐正、躺正或站正，重點就是「正」，左右對稱，不要翹二郎腿，什麼時間、做什麼事情都沒關係，只要「正」就可以了。剛開始練習的時候，最基本的入門就是坐正。

接下來就是注意呼吸，把調節速度放慢，只用鼻子吸氣、鼻子呼氣，越自然越好，緩慢的吸氣、緩慢的呼氣。當發現自己思緒混亂的時候，可能在三到五分鐘內就可以讓整個情緒穩定下來了。如果把時間拉得更長的話，譬如說可能長達十分鐘或二十分鐘，有時候好好地做，就會使得原本混亂的腦神經平靜下來。腦神經平靜下來之後，就有機會「悟道」。悟道，從神經精神醫學的角度來理解，就是腦神經的自我調節，在平靜的狀況下，腦神經會自然運作，就有可能會自動冒出一些念頭，這就有可能是「悟道」。

同樣地，如果運用在改善睡眠的話，唯一的差別是睡覺就不要再想事情了。運用在睡覺的做法，就是從頭到尾掃描一遍，確定自己的身體屬於放鬆狀況，然後專注於調整呼吸，直到睡著為止。

根據辯證行為治療的理論與實踐，正念（Mindfulness）操作可分為兩大項目，一為「做什麼」（What to do），一個是「如何做」（How to do），各有三要點：

＊「做什麼」三步驟：觀察、描述、參與

- 步驟一：觀察

集中注意力觀察自己的呼吸，藉由觀察進入和呼出鼻孔的氣流，有可能待在冷氣房中，吸入清冷的空氣，呼出躁熱的空氣，然後再從這裡開始觀察身體、肩膀、手腳哪裡緊繃或痠疼。

・步驟二：描述

當觀察到肩膀的緊繃狀態，要試著讓它放鬆，調整一下，讓它慢慢地調節到比較不痠的程度，在腦袋裡面做出這樣的描述，進而把全身都走過一遍。

・步驟三：參與

當思緒在身體走完一輪，看清自己到底是怎麼回事，了解到真正的情緒是什麼，但不要批判，只要把狀態說出來，然後專心一致的參與其中，慢慢放下焦慮、緊張、害怕，進而平靜下來。

＊「如何做」三原則：不要批判、專心一致、有效

・原則一：不要批判

記得當下的念頭，沒有所謂的好壞、是非、對錯。

・原則二：專心一致

練習時不要一心二用或一心多用，例如同時看手機或聽音樂。

・原則三：有效

不要覺得沒有效果，透過操作練習，可讓自己看清楚當下狀態，進而找出方向。

◈三心冥想法，讓問題自己找到答案

正念減壓只是入門，我將辯證行為治療中尋求智慧心的技巧調整得易於理解的名稱，稱之為「三心冥想法」。三心，指的分別是情緒心（Emotion mind）、理智心（Reasonable mind）、智慧心（Wise mind）。

- 情緒心：當我們遇到一件事情的時候，整個腦袋都是情緒性的想法，例如很生氣、很憤怒、很煩躁，這些都是情緒心。
- 理智心：具有理性和知識性的應對方式，面對事情，採用過去經驗法則告訴我們應該怎麼樣做才對。
- 智慧心：有趣的是，純理智有時無法解決問題，充斥著情緒也解決不了問題，兩者中間有一個平衡，這個時候做這個決定，或在這個時間點的最佳選擇，即為智慧心。以下說明此方法的學理基礎，理智由左腦操控，在大腦前額葉區域運作，情緒則是另一個區域管理，由左腦顳葉中的杏仁核會帶動海馬迴，產生情緒波動。

當我們使用情緒心，就促使顳葉翻攪塵封或壓抑的心情，試圖發洩痛苦；當我們進入理智心，前額葉就會做出很多運算與理解，然後進行理性規劃；當我們走到智慧心，身心的全然放鬆，使大腦和神經自行平衡，讓前額葉與顳葉達成平衡，頓悟即可能自己產生，即為它自己找到最佳的答案，這便是智慧心。

進入操作面，我設定出「3－3－3」各三分鐘階段，意思是指三種心都給予三分鐘的冥想時間，總計為九分鐘的模式。

可以預先下載一個敲擊木魚聲音波的APP或鬧鈴，設定為三分鐘發出敲擊頻率，方便意識到時間的轉換。

＊3－3－3，三分鐘操作練習

・第一聲鐘響（持續三分鐘）：閉上眼睛，開始進入冥想的狀況，專心一致在想這件事情到底對我影響情緒有多大？例如它搞亂我的生活，讓我變得很不舒服，想很情緒化的部分。

・第二聲鐘響（持續三分鐘）：就這件事情根據個人的經驗知識，理智上自己應該怎麼做，這樣認真想三分鐘，就不要再想情緒面的感受了。

・第三聲鐘響（持續三分鐘）：完全放空，只專注在呼吸上就好了，專注在呼吸，然後等有什麼想法會冒出來，就等待，等想法自己出現。

執行完定「3－3－3」三心冥想後，當最後的想法冒出來，沒有矛盾，內心也感到平安舒適的話，通常就是到達了智慧心。如果還是覺得很煩躁，仍舊無法決定的話，請放掉這個想法，然後繼續一次「3－3－3」，專注在呼吸上頭。

等第二個「3－3－3」結束之後，如果還是沒有合適答案，就先暫時停止，不用強逼著自己做出決定，表示這個問題太過複雜，現在沒辦法解決，過幾個小時或一兩天之後再來做。

其實，不管採用什麼方式，重點都在調息、放鬆、減壓，讓身心回到平穩的狀態，體認到事情沒有想像得那麼複雜和困難。當情緒被聆聽到了，也獲得紓解了，整個人不再困在焦慮、緊張、憤怒和鬱悶的狀態，自然能做出正確的決斷。

【附錄二】

安寧緩和醫療條例

（資料引自《安寧緩和醫療條例——全國法規資料庫入口網站》：
http://law.moj.gov.tw/LawClass/LawAll.aspx?PCode=L0020066）

中華民國八十九年六月七日總統（89）華總一義字第 8900135080 號令公布全文 15 條；並自公布日起施行

中華民國九十一年十二月十一日華總一義字第 09100239020 號令修正公布第 3、7 條條文

中華民國一〇〇年一月二十六日華總一義字第 10000015621 號令修正公布第 1、6 之 1、7 及 13 條條文

中華民國一零二年一月九日華總一義字第 10200000811 號令修正公布第 1、3、4、5、6之1、7、8、9 條條文

第一條　為尊重末期病人之醫療意願及保障其權益，特制定本條例。

第二條　本條例所稱主管機關：在中央為行政院衛生署；在直轄市為直轄市政府；在縣（市）為縣（市）政府。

第三條　本條例專用名詞定義如下：

一、安寧緩和醫療：指為減輕或免除末期病人之生理、心理及靈性痛苦，施予緩解性、支持性之醫療照護，以增進其生活品質。

二、末期病人：指罹患嚴重傷病，經醫師診斷認為不可治癒，且有醫學上之證據，近期內病程進行至死亡已不可避免者。

三、心肺復甦術：指對臨終、瀕死或無生命徵象之病人，施予氣管內插管、體外心臟按壓、急救藥物注射、心臟電擊、心臟人工調頻、人工呼吸等標準急救程序或其他緊急救治行為。

四、維生醫療：指用以維持末期病人生命徵象，但無治癒效果，而只能延長其瀕死過程的醫療措施。

五、維生醫療抉擇：指末期病人對心肺復甦術或維生醫療施行之選擇。

六、意願人：指立意願書選擇安寧緩和醫療或作維生醫療抉擇之人。

第四條　末期病人得立意願書選擇安寧緩和醫療或作維生醫療抉擇。

前項意願書，至少應載明下列事項，並由意願人簽署：

一、意願人之姓名、國民身分證統一編號及住所或居所。

二、意願人接受安寧緩和醫療或維生醫療抉擇之意願及其內容。

三、立意願書之日期。

意願書之簽署，應有具完全行為能力者二人以上在場見證。但實施安寧緩和醫療及執行意願人維生醫療抉擇之醫療機構所屬人員不得為見證人。

第五條　二十歲以上具完全行為能力之人，得預立第四條之意願書前項意願書，意願人得預立醫療委任代理人，並以書面載明委任意旨，於其無法表達意願時，由代理人代為簽署。

第六條　意願人得隨時自行或由其代理人，以書面撤回其意願之意思表示。

第六條之一條　經第四條第一項或第五條之意願人或其醫療委任代理人於意願書表示同意，中央主管機關應將其意願註記於全民健康保險憑證（以下簡稱健保卡），該意願註記之效力與意願書正本相同。但意願人或其醫療委任代理人依前條規定撤回意願時，應通報中央主管機關廢止該註記。

前項簽署之意願書，應由醫療機構、衛生機關或受中央主管機關委託之法人以掃描電子檔存記於中央主管機關之資料庫後，始得於健保卡註記。經註記於健保卡之意願，與意願人臨床醫療過程中書面明示之意思表示不一致時，以意願人明示之意思表示為準。

第七條　不施行心肺復甦術或維生醫療，應符合下列規定：

一、應由二位醫師診斷確為末期病人。

二、應有意願人簽署之意願書。但未成年人簽署意願書時，應得其法定代理人之同意。未成年人無法表達意願時，則應由法定代理人簽署意願書。

前項第一款之醫師，應具有相關專科醫師資格。末期病人無簽署第一項第二款之意願書且意識昏迷或無法清楚表達意願時，由其最近親屬出具同意書代替之。無最近親屬者，應經安寧緩和醫療照會後，依末期病人最大利益出具醫囑代替之。同意書或醫囑均不得與末期病人於意識昏迷或無法清楚表達意願前明示之意思表示相反。

前項最近親屬之範圍如下：

一、配偶。

二、成年子女、孫子女。

三、父母。

四、兄弟姐妹。

五、祖父母。

六、曾祖父母、曾孫子女或三親等旁系血親。

七、一親等直系姻親。

末期病人符合第一項至第四項規定不施行心肺復甦術或維生醫療之情形時，原施予之心肺復甦術或維生醫療，得予終止或撤除。第三項最近親屬出具同意書，得以一人行之；其最近親屬意思表示不一致時，依第四項各款先後定其順序。後順序者已出具同意書時，先順序者如有不同之意思表示，應於不施行、終止或撤除心肺復甦術或維生醫療前以書面為之。

第八條　醫師應將病情、安寧緩和醫療之治療方針及維生醫療抉擇告知末期病人或其家屬。但病人有明確意思表示欲知病情及各種醫療選項時，應予告知。

第九條　醫師應將第四條至前條規定之事項，詳細記載於病歷；意願書或同意書並應連同病歷保存。

第十條　醫師違反第七條規定者，處新台幣六萬元以上三十萬元以下罰鍰，並得處一個月以上一年以下停業處分或廢止其執業執照。

第十一條　醫師違反第九條規定者，處新台幣三萬元以上十五萬元以下罰鍰。

第十二條　本條例所定之罰鍰、停業及廢止執業執照，由直轄市、縣（市）主管機關處罰之。

第十三條　（刪除）

第十四條　本條例施行細則，由中央主管機關定之。

第十五條　本條例自公布日施行。

◎相關資源：

「預立安寧緩和醫療暨維生醫療抉擇意願書」

下載網址：

http://www.tho.org.tw/xms/content/show.php?id=477

國家圖書館出版品預行編目 (CIP) 資料

傾聽情緒：罹癌長輩與家屬的心理照顧 / 方俊凱，蔡惠芳作．
-- 第一版．-- 臺北市：博思智庫，民 107.01
面；公分

ISBN 978-986-95223-2-8(平裝)

1. 癌症 2. 安寧照護 3. 生命終期照護

419.825　　106016611

GOAL 22

傾聽情緒

罹癌長輩與家屬的心理照顧

總 策 劃｜財團法人亞太心理腫瘤學交流基金會
作　　者｜方俊凱、蔡惠芳
總 審 定｜林芝存
行政統籌｜康睿宇

執行編輯｜吳翔逸
專案編輯｜胡梭
資料協力｜陳瑞玲
美術設計｜蔡雅芬
行銷策劃｜李依芳

發 行 人｜黃輝煌
社　　長｜蕭艷秋
財務顧問｜蕭聰傑
出 版 者｜博思智庫股份有限公司
地　　址｜104 台北市中山區松江路 206 號 14 樓之 4
電　　話｜(02) 25623277
傳　　真｜(02) 25632892

總 代 理｜聯合發行股份有限公司
電　　話｜(02)29178022
傳　　真｜(02)29156275

印　　製｜永光彩色印刷股份有限公司
定　　價｜300 元
第一版第一刷　中華民國 107 年 01 月

ISBN 978-986-95223-2-8

博思智庫股份有限公司

博思智庫粉絲團　Facebook.com/broadthinktank

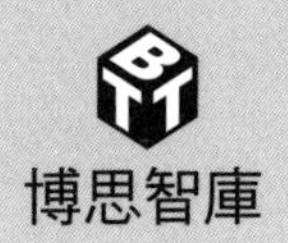

博思智庫

美好生活

幸福不需外求，懂得生活、享受生命，就能走向美好境地。

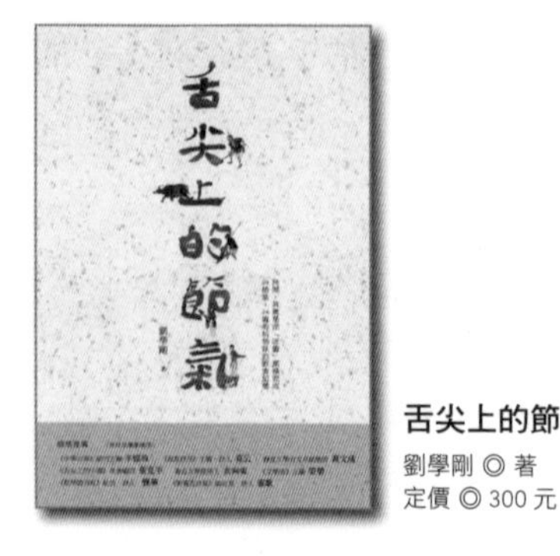

舌尖上的節氣

劉學剛 ◎ 著

定價 ◎ 300 元

時間，其實是由「味蕾」累積而成
24 節氣，24 篇有料有味的飲食記憶
關於季節，加上故事，能蹦出什麼新滋味？
從散文詩詞、學術專業，回歸原始的土地記憶，多年來，「書生」劉學剛在文學間游走，最後於節氣吃食中，找回土地的親密關係。

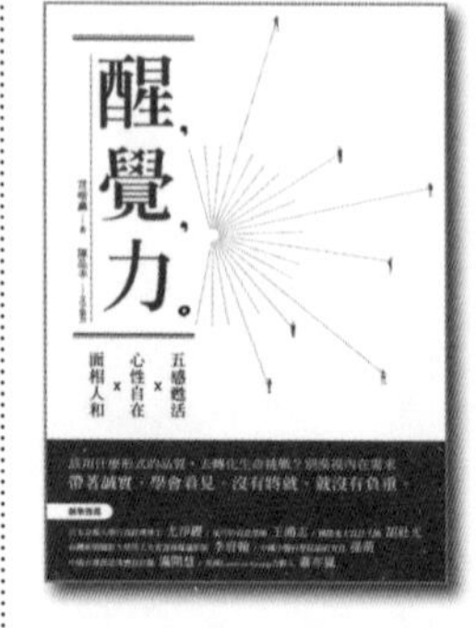

醒覺力：
五感甦活 x 心性自在 x
面相人和

言唯鑫 ◎ 著

陳品丰 ◎ 文字協力

定價 ◎ 280 元

今年唯一看清生命本質的勵志書，兩岸三地唯一實例解析感悟分享！
別漠視內在需求，帶著誠實，學會看見，沒有將就，就沒有負重。生活面相美感解語師，以初心為起點，解析人的面貌，帶你看清生命的本質。

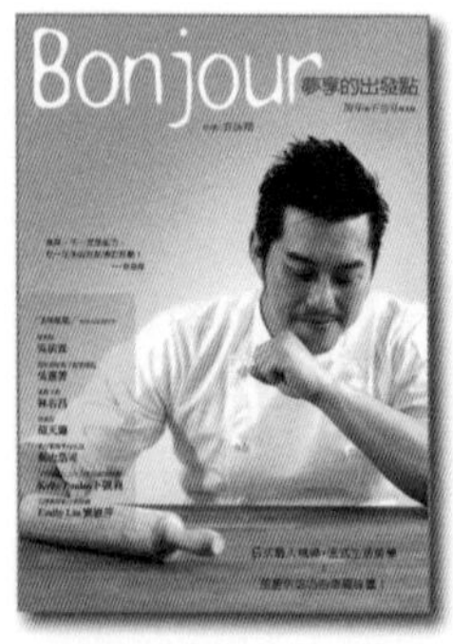

Bonjour，
夢享的出發點：
許詠翔簡單
卻不容易的美味

許詠翔 ◎ 著

定價 ◎ 350 元

美味，不一定是配方，
但是一定來自於記憶的感動！——許詠翔
20 種朋廚美味，一窺麵包背後的動人記憶
詳盡步驟圖與分解說明，在家也能享受優雅的甜點時光

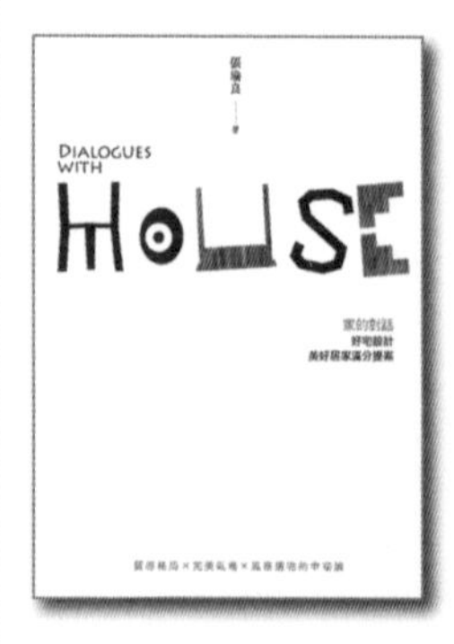

家的對話：
好宅設計，
美好居家滿分提案

張瑜良 ◎ 著

定價 ◎ 360 元

第一本，以設計出發，一次解決風水、改造的居家滿分提案
讓家居更美好的答案，就在設計的細節裡
質感格局 x 完美氣場 x 風格選物的幸福論

FIKA

瑞典語「喝咖啡的休憩時光」及「與好朋友一起共享」，
給予休閒兼具療癒的愜意感受，符合現代人既懂得獨處又樂於分享的需求。

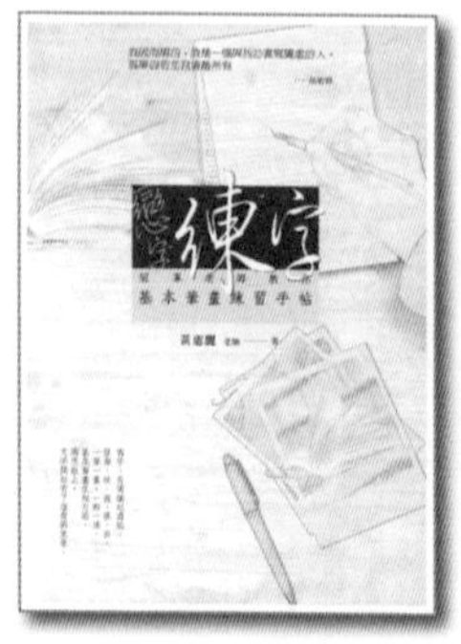

戀字．練字：
冠軍老師教你
基本筆畫練習手帖
（練字首部曲）

黃惠麗 ◎ 著
定價 ◎ 240 元

寫字，是建構的過程
提筆，按、提、挑、捺，一筆一畫、一點一滴
不只構築了一個字，更成就了完整的自己

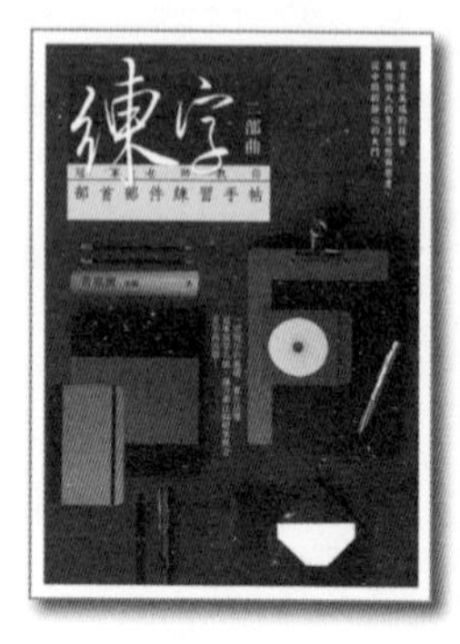

練字二部曲：
冠軍老師教你
部首部件練習手帖

黃惠麗 ◎ 著
定價 ◎ 200 元

一切寫字的基礎，都在這裡
冠軍寫字名師融合書法與硬筆概念，寫出療癒美字！

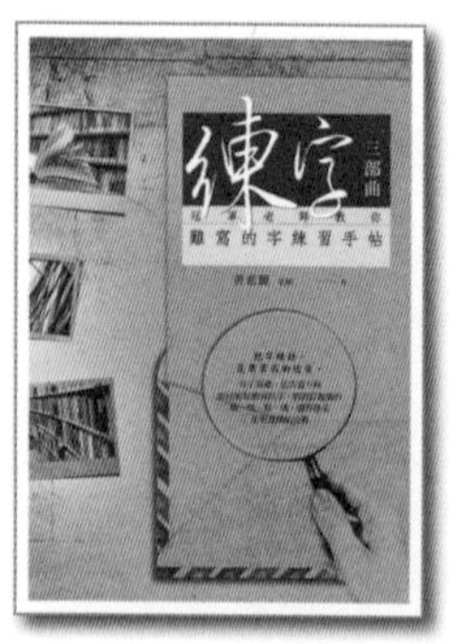

練字三部曲：
冠軍老師教你
難寫的字練習手帖

黃惠麗 ◎ 著
定價 ◎ 200 元

寫字冠軍老師親自示範，把「難寫的字」變簡單！
各種結構複雜、筆畫繁多的字，怎麼寫，都漂亮！

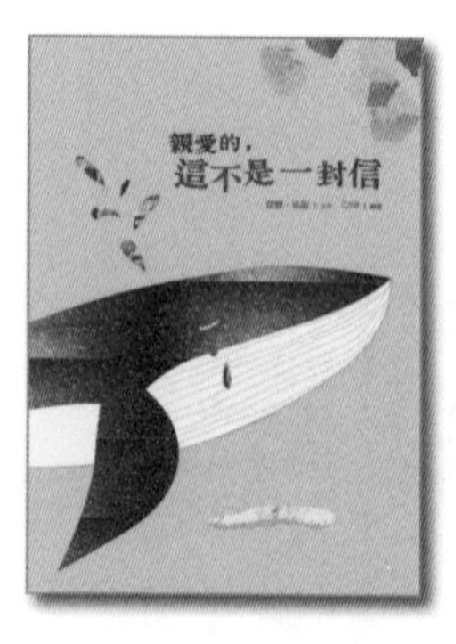

親愛的，
這不是一封信

亞瑟．依羅 ◎ 文字
Chili ◎圖
定價 ◎ 250 元

這本書，寫給因愛情而頹廢的你
一篇篇眷戀的語彙，搭配輕盈又沉重的手作圖
隨著季節、場景的更迭，療癒戀人牽扯的傷痛

世界在我家

世界就在轉角，只要有心，隨時隨地都可以體驗驚奇。

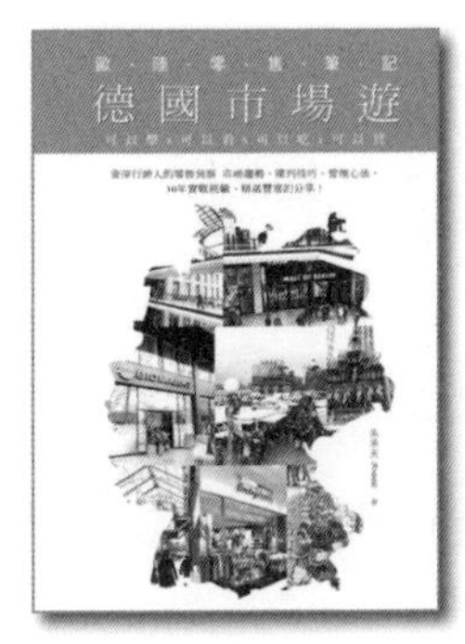

德國市場遊
歐陸零售筆記：
可以學 x 可以看 x
可以吃 x 可以買

朱承天 ◎ 著
定價 ◎ 350 元

行銷，是對人性溫柔地理解
看專業至上的德國人，如何實現！
30 年資深行銷人——朱承天帶路，一起窺探歐洲德國的行銷訣竅！

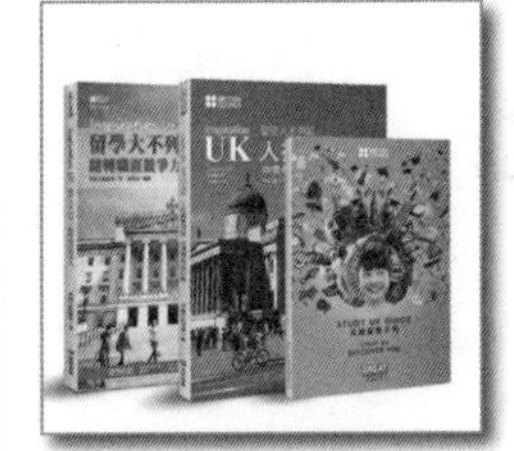

英國職場學：
留學教我的事
（官方唯一認證
限量套組）

英國文化協會 ◎ 著
定價 ◎ 399 元

外面的世界很大，趁年輕打開各種可能！
英國職場學——留學教我的事　英國官方掛保證！
深度鑽研最夯 der 人社商管領域，加上學長姐帶路，兩招讓你職場實力 UpUp ！

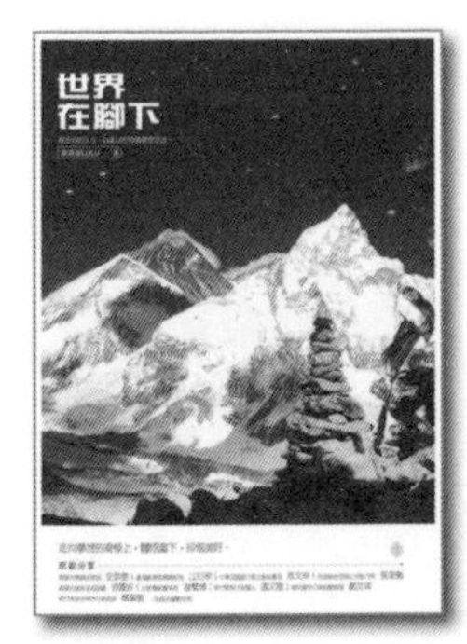

世界在腳下：
踩出你的人生，
LULU 的 16 個夢想旅途

謝倩瑩（LULU）◎ 著
定價 ◎ 320 元

人，渴望登高，拉近自己與自然的關係。
熱血女王 LULU 精心規劃十六條國內外夢想旅途，看她如何過翻過一個又一個險峻的山頭，一本在手，就能攀越頂峰，將夢想推到更高的境界。

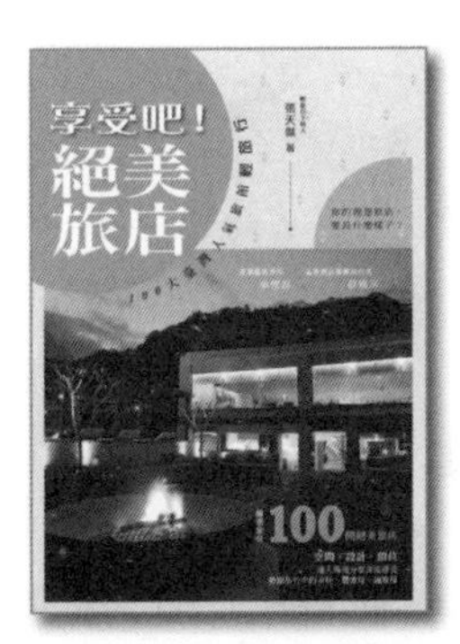

享受吧！絕美旅店：
100 大台灣
人氣旅館輕旅行

張天傑 ◎ 著
定價 ◎ 280 元

你的理想旅店，是什麼樣子？
跟著旅行達人腳步，嚴選全台 100 間絕美旅店，從建築、空間、設計、擺設深度感受，發掘旅行中的美好享宿，希望這份賓至如歸的感覺，傳遞給更多人。

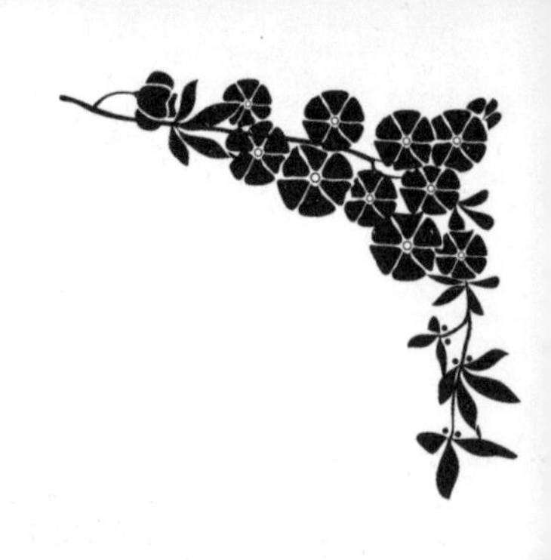

亞太心理腫瘤學交流基金會

邀請您支持大小額捐款

讓癌症病人與家屬不孤單

讓生死大事的工作不停擺

您可透過下列方式
捐款支持我們

郵政劃撥

劃撥帳號：50293182

戶名：財團法人亞太心理腫瘤學交流基金會

聯絡電話：02-2809-5200

信用卡捐款

歡迎連結至「智邦公益網」

填寫信用卡資料即可捐助您的愛心

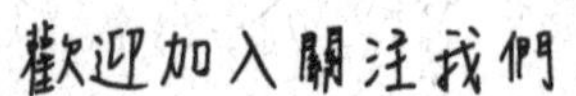

官網

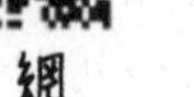

LINE@

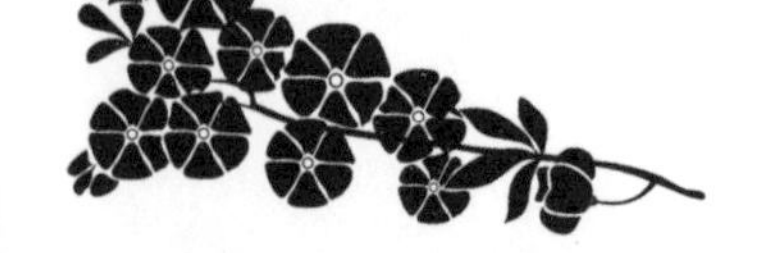